집콕
다이어트

집콕 다이어트

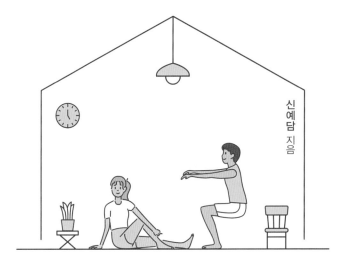

신예담 지음

혼자서 × 평생 할 수 있는 × 다이어트

보아스 BOAZ

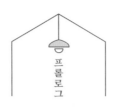

요즘은 다이어트를 해 보지 않은 사람을 찾는 것이 더 어려울 정도로 다이어트는 보편화되었습니다. 그런데 왜 대부분의 사람이 다이어트에 실패하는 것일까요?

신년이 되면 제 주변의 많은 사람이 다이어트를 시작했다고 말합니다. 그러나 시간이 지나면 다이어트를 성공했다는 사람을 찾기가 힘들고, 설사 성공하더라도 얼마 지나지 않아 원래의 몸으로 돌아가곤 합니다.

그런 모습을 보면서 '다이어트가 끝나면 왜 머지않아 다시 원래 몸으로 돌아갈까?'에 대한 명확한 해답을 찾기까지 제 직업이 사람들에게 건강을 되찾아주는 일임에도 꽤 많은 시간이 걸렸습니다. 한 사람의 다이어트 성공 방식이 물리 법칙처럼 다른 사람에게도 동일하게 적용되지 않음을 수없이 보았기 때문입니다. 누군가에게 성공을 안겨 줬던 방법이 누군가에게 실패의 요인이 될 수 있음을 목격하면서 어느 누구에게나 동일하게 적용되는 다이어트 방식을 찾는 것이 불가능한 일처럼 느껴졌습니다.

이런 이유로 사람들에게 다이어트를 가르치고 몸을 변화하게 하는 데 실제로 어려움이 많았고, 다이어트의 성공에 대해 겸손해질 수밖에 없었습니다. 그럼에도 이 일을 계속할 수 있었던 것은 한 사람에게 건강과 더불어 그가 바라는 몸과 삶을 되찾아주는 데 큰 행복과 보람을 느끼기 때문입니다.

다이어트의 성공은 마치 삶의 진정한 성공과 상당히 닮아 있습니다. 저는 어릴 때 그저 빨리 성공하고 싶었습니다. 좋은 차를 타고, 다른 사람들이 즐기지 못하는 것들을 전부 누리며 살고 싶었습니다. 그러나 인생은 그렇게 호락호락하게 원하는 대로 되지 않는다는 것을 뼈저리게 깨달았습니다. 설사 잠시 그런 삶을 살게 되었어도 궁극적으로 제가 생각했던 성공한 인생과는 거리가 멀었습니다. 인생의 진정한 성공은 결국 타인에게 존경받을 만한 인격을 갖추고 큰 자산이 담길 만큼의 그릇이 되는 것이 중요하다는 사실을 알게 되었습니다. 그러나 이것은 단시간에 되는 것이 아니라 오랜 수련과 진정한 변화를 통해 가능한 것입니다.

다이어트도 마찬가지입니다. 누구나 원하는 체형으로 빨리 바뀌고 싶은 마음에 당장 살을 빼고 싶어 하지만, 이는 쉬운 일이 아닙니다.

설사 그런 방법이 있다고 해도 그렇게 살을 뺄 경우 금세 원래의 모습으로 돌아가고 맙니다. 현재의 몸은 나의 생활 방식, 식습관을 그대로 반영한 것입니다. 그래서 나의 모든 것이 바뀌어야만 내 몸도 그에 맞게 변하는 것입니다.

과거 저는 실패와 성공을 다양하게 경험했습니다. 현재의 일에 몰입하기 전까지 바라던 것을 이루기 위해 극단적인 시도들을 멈추지 않았습니다. 그러나 어느 날 극단에 치달아 균형을 잃은 제 모습을 발견했고, 진정한 변화를 위해선 균형을 유지하는 지속가능함이 가장 중요하다는 사실을 깨닫게 되었습니다. 이것은 제 인생뿐만 아니라 다이어트에도 아주 정확하게 해당되는 점입니다.

저는 비록 다이어트 성공의 규칙을 찾아냈다고 말할 순 없지만, 적어도 지름길이 있다는 것을 알게 되었습니다. 그리고 함께한 회원님들을 통해 그 지름길로 간다면 제가 경험한 것처럼 단지 몸에만 변화가 나타나는 것이 아니라 삶 전체에 변화가 나타난다는 사실을 확인할 수 있었습니다. 몸과 마음은 물론 인간관계, 연애, 일, 사업에도 변화가 찾아왔습니다.

이 책은 단기간에 살을 빼는 방법을 가르쳐주는 비법서가 아니라 생활 속에서 스스로 다이어트를 지속하는 방법을 체계적으로 알려줌으로써 원하는 체형을 갖고 마인드와 삶을 바꾸도록 이끄는 조언서입니다.

정조 이산 어록에 제가 좋아하는 문구가 있습니다.

"독서는 체험하는 것이 가장 중요하니, 참으로 정밀히 살피고 밝게 분별하여 심신으로 체득하지 않는다면 날마다 수레 다섯 대에 실을 분량의 책을 암송한다 한들 자신과 무슨 상관이 있겠는가."

만약 제가 쓴 글이 단 한 사람에게라도 변화의 불꽃을 일으킬 수 있다면 이 책에 기울인 시간과 열정이 충분히 보상받은 것이기에 감사하고 기쁠 따름입니다.

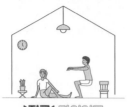

제4장

몸을 완전하게 만드는 집콕 운동 6가지

제5장

지속가능한 다이어트의 길

제6장

몸이 바뀌니 삶이 달라지다

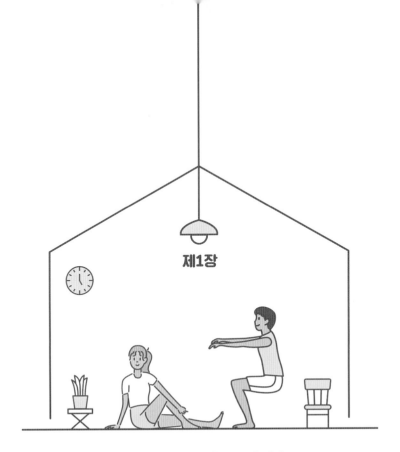

제1장

반드시 성공하는
다이어트는 있다

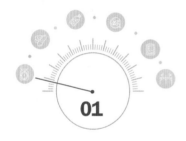

01

다이어트, 지속할 수 있는가 없는가, 그것이 문제로다

우리는 누구나 뚱뚱한 것이 몸에 좋지 않다는 사실도, 살을 빼는 일이 결코 쉽지 않다는 것도 알고 있다. 젊고 기초 대사량이 높은 사람이라면 사실 살을 빼는 일이 그다지 어렵지 않을 수도 있지만, 그런 사람들도 젊음이 가져다주는 특권이 사라질 무렵이 되면 몸은 예전과 달라짐을 느끼고 남들과 똑같은 고민을 하게 된다.

어떤 사람들은 빨리 살을 빼는 방법을 찾기 위해 수단과 방법을 가리지 않는다. 대개 제일 처음 시작하는 것이 굶기일 것이다. 대부분 오랜 시간이 지나지 않아 굶기를 포기하게 되겠지만, 굶기가 살을 빼는 가장 쉽고 빠른 방법인 것은 사실이다. 굶기에 실패한 사람들은 유명인이 광고에 등장하거나, 인터넷에서 적극 홍보하는 다이어트 보조제를 복용하기도 한다. 그러나 보조제 또한 기대하던 큰 효과가 나타나지 않으면 그것도 그만둔다.

　다음으로 마음을 다잡고 열심히 해 보겠다는 의지로 헬스장에 등록을 한다. 그러나 시간이 지나면 처음의 의지와 열정은 사라져간다. 무거운 것을 드는 힘든 운동을 선택하기보다는 러닝머신만 뛰고 오는 경우가 많다. 때로는 러닝머신에 올라가서 30분도 채 되지 않아 내려오게 된다.

　금전적인 여유가 있는 사람 중에는 미용 시술을 시도하기도 한다. 미용 시술은 일시적 효과를 볼 수는 있지만, 근본적인 생활 습관과 태도를 바꾸지 않으면 곧 원래대로 돌아오거나, 심지어 엉뚱한 부분으로 지방이 몰리는 경우도 있다.

　위에서 이야기한 방법들을 살펴보면, 굶는 방법을 제외하고는 모두 돈이 필요하다. 헬스장을 가는 것부터 미용 시술까지 적게는 몇 만원부터 많게는 몇천만 원의 돈이 필요하다.

　그렇다면 과연 돈으로 살을 뺄 수 있는가? 전문 트레이너에게 PT를 받으면 잘 뺄 수 있다고 생각하는 사람도 많다. 그런데 PT를 받는 사람들이 모두 살을 빼고 건강해지는 데 성공하는 것은 아니다.

　다이어트 전문가로서 수년간 살펴본 바로는 PT를 받고도 의외로 큰 변화가 없는 사람이 많다. 아무리 좋은 교육을 받더라도 그것을 내 것이 되도록 노력하지 않으면 결국 소용이 없다. 특히 비싼 돈을 주고 PT를 받고도 변화가 없는 사람들은 큰 낭패라 할 수 있다. 이런 실패를 거듭한 사람일수록 단기간에 속성으로 살을 빼준다는 광고에 현혹

되곤 한다.

그러나 밥을 먹는 방법을 가르쳐 줄 수는 있지만 계속해서 밥을 떠먹여 줄 수는 없는 법이다.

바디컨설턴트로서 사람들이 건강한 몸이 되도록 도우면서 깨달은 점이 있다. 사실 살을 빼는 데는 돈이 필요한 것이 아니라 몸과 음식에 대한 지식과 그 지식을 바탕으로 한 지속가능한 방법을 행동으로 옮기는 것이 전부다. 그래서 평생 지속할 수 있는 의지만 있다면 누구나 전문가의 도움 없이 생활 속에서 다이어트를 실행하고 원하는 몸을 만들 수 있다.

〈원펀맨〉이라는 애니메이션을 보면, '사이타마'라는 주인공이 나온다. 대머리에 정말 약해 보이는 주인공은 의외로 너무나 강해서 원 펀치로 모든 악당을 물리친다. 그것을 본 동료와 상대 악당들은 그렇게 강해질 수 있는 방법을 궁금해 한다. 그러자 주인공은 별거 아니라는 듯이 그 방법을 알려준다.

"좋아 방법을 말해주지. 우선 중요한 건 이 힘든 트레이닝의 메뉴를 계속할 수 있을지의 여부다. 팔 굽혀 펴기 100개, 스쿼트 100개, 윗몸 일으키기 100개, 10킬로미터 달리기. 이걸 매일 한다! 처음엔 죽을 것처럼 힘들다. 하루쯤 쉬자는 생각이 들지. 하지만 나는 강해지기 위해 아무리 힘들어도 참고 매일 계속했다. 그리고 변화를 눈치챈 건 1년 반 뒤의 일이었지. 나는 머리가 벗겨져 있었다. 그리고 강해져 있었다. 다시 말해 머리가 벗겨질 만큼 죽을힘을 다해 스스로를 단련했다."

위의 주인공 대사 안에는 우리가 살을 빼는 데 필요한 정수가 담겨 있다. 첫 번째 문장을 보자. '우선 중요한 건 이 힘든 트레이닝의 메뉴를 계속할 수 있을지의 여부다.' 살을 완벽하게 빼는 비법은 이 첫 문장에 모두 들어 있다. 사실 고강도 트레이닝 메뉴라는 것은 중요하지 않다. 운동을 하지 않은 몸은 어떤 운동을 하든 처음에는 죽을 것처럼 힘들다. 하지만 1~2주일 뒤면 힘든 트레이닝 메뉴도 쉬워진다. 그것이 어떤 메뉴이든 결국 적응하게 된다. 중요한 것은 바로 그다음이다. 계속할 수 있을지의 여부다.

내가 다이어트에서 가장 강조하는 점도 바로 '계속할 수 있는가?'라는 문제다. 나를 찾아오는 분들을 상담해 보면 대부분 이전에 여러 가지 다이어트를 시도한 경험이 있다. 그러면 나는 한 가지를 꼭 물어본다. "그 방법으로 계속할 수 있으세요?" 그러면 대부분 "없어요"라고 대답한다.

다이어트 보조제는 평생 계속 먹을 수 있는 것이 아니다. 또 PT도 평생 받기는 어렵다. 그리고 시술도 계속할 수는 없다. 어떤 방법이되었든 만약 계속할 수 없다면, 일시적 성공만 있을 뿐 살을 빼는 데 완벽하게 성공할 수는 없다. 그래서 성공하는 다이어트의 대전제는 돈이 아니라 바로 '지속가능함'이다.

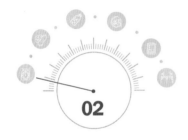

02

열 배 빨리
살을 빼는 방법

내가 지도했던 한 회원님의 이야기다. 처음 만났을 때 회원님의 키는 193cm, 체중은 160kg이었다. 그는 평소 의지가 약해서 잦은 다이어트 시도가 물거품이 되는 경우가 많았다. 스트레스에 쉽게 노출되다 보니 그것을 해소하고자 빵과 과자 등을 수시로 먹었다. 그 결과 몇 년 만에 120kg에서 160kg으로 체중이 불어났던 것이다.

그와의 상담을 통해서 그에게는 단지 운동에 초점을 맞출 것이 아니라 주변 환경, 마인드 컨트롤, 목표에 집중하는 법 그리고 평소 식사 계획 및 간식거리의 준비가 더욱 중요함을 알 수 있었다. 회원님은 나와 함께 운동을 하며 주변 환경과 식습관을 통제하자 한 달여 만에 12kg 정도가 빠졌다. 단식을 하거나 너무 힘들게 음식을 가려 먹지 않고서도 순조롭게 감량이 되자 그는 자신감이 생겼다. 그래서 회사에서 야근이 잦고 일이 힘들어도 정신을 바짝 차리고 인내하며 스스로 엄격히 통제하려는 모습을 보였다.

그러나 위기는 순조롭게 일이 풀릴 때 찾아오기 마련이다. 회원님에게 갑작스럽게 인도로 2주간 출장을 갈 일이 생겼다. 그래서 우리는 함께 인도 음식과 머무는 지역의 운동 환경을 조사해 보았고, 그는 정신 무장을 하고 출장에 나섰다. 그런데 현지에서 아침부터 밤까지 미팅과 해야 할 업무가 많았다. 게다가 낯선 환경에서 스트레스 때문인지 장염까지 걸려 일주일을 고생해야 했다. 그는 나머지 일주일 동안 장염이 나으면서 찾아온 강한 허기 때문에 음식에 대한 통제를 잃고 말았다. 하지만 다행히도 한국으로 돌아왔을 때 체중은 큰 변화가 없었다. 그동안 노력해서 만들어 놓은 몸은 잠깐의 이탈에 흐트러지지 않고 유지되었다.

그러나 복병이 숨어 있었다. 출장을 다녀오고 곧바로 수개월 전부터 잡힌 휴가가 기다리고 있었다. 예전에 미국에서 살던 곳에 보름 간 다녀오기로 한 것이다. 과거 친했던 친구들을 만나서 다양한 스케줄이 기다리고 있었다. 이번에는 업무가 아니라 휴가이기 때문에 모든 것이 의지대로 통제되지 않았다. 친구들과 즐거운 스케줄로 정신없이 보내다 보니 그동안 지키고 있던 좋은 생활 패턴이 무너지기 시작했다. 보름 뒤 그가 한국에 돌아왔을 때 체중은 5kg이 늘어나 있었다. 상의 탈의 후 사진을 촬영해 보니, 좋은 컨디션일 때보다 확실히 지방이 더 붙어 있었다.

회원님은 스스로 통제하지 못해서 망가진 자신의 모습에 매우 실망하는 모습이었다.

나는 그에게 이렇게 말했다.

"이제 가장 중요한 순간입니다. 이처럼 다이어트를 하다 보면 운이 좋아서 특별한 이벤트가 없고, 스스로 통제할 수 있는 환경 속에 있어서 생각만큼 감량이 순조롭게 되는 경우도 있습니다. 하지만 사람 사는 일이 꼭 그렇지만은 않습니다. 실제로 그랬으면 모두가 다이어트에 성공했을지 모르죠. 살다 보면 자연스레 직장 선후배와의 약속, 오랜 친구들과의 오랜만의 만남, 친한 동생의 결혼식 등등 통제되지 않는 일들이 분명히 생기게 됩니다. 그런 순간에도 강력한 의지로 절제하며 스스로를 통제할 수 있다면 좋겠지만 대부분의 사람들에겐 쉽지 않습니다. 잘 해오다가도 이런 이벤트를 맞닥뜨려 포기하거나 무너져 버리는 사람이 많습니다. 7일 중 5일 잘하고 2일이 흐트러졌다고 나머지 5일을 헛되이 하시면 안 됩니다. 다시, 그저 또다시 원래 하던 대로 돌아가면 됩니다. 이것이 쉬운 방법처럼 보이겠지만 다시 돌아가는 일이 막상 그 상황이 되면 그렇게 어렵습니다. '이미 틀렸어 난, 망했어. 이제는 예전에 먹던 대로 먹고 내려놓고 살래'라고 스스로에게 말하게 되죠."

실제로 2일을 폭식했다고 해서 몸이 바로 망가지는 것은 아니다. 5일 동안 잘 조절해 먹고 근육 운동을 하고 걷고 한다면 2일 먹은 칼로리는 대부분 소모된다. 설사 2일이 아니라 2주간 흐트러졌다면, 다시 2주 정도 마음을 다잡고 식이요법과 운동을 한다면 금세 복귀된다. '열 배 빨리 살을 빼는 방법'은 언제든 흐트러졌다면 다시 계획대로 돌아가는 것이다. 단기간에 살을 빼는 것은 굶는 것만큼 빠른 게 없지만 그것은 일시적이다. 또 계속 굶을 수는 없는 노릇이다. 건강한 몸을 갖기 위한 제일 중요한 지속가능함에 위반되는 일이다. 또한 지속하다 보면 사람 사는 것이 그렇듯이 예측 밖의 상황이 생기기 마련이다. 하지만 그럴 때 내려놓는 것이 아니라 다시 돌아가 계획대로 시작해야 한다. 그것을 행동으로 옮길 수 있다면, 살 빼는 일은 시간문제일 뿐이다.

그 뒤로 회원님은 다시 제자리로 돌아가 더욱 발전하고 있다. 살을 빼는 일은 개개인이 처한 상황이 모두 다르다. 다이어트를 하는 사람의 주변 환경은 늘 그가 원하는 대로 살 빼는 일에만 집중할 수 없는 경우가 많다.

그래서 진정한 변화를 위해서는 반드시 악조건의 상황에서도 낙담하지 않고 제자리로 돌아가는 연습이 필요하다. 그 연습을 통해 강한 정신력을 갖춘 사람만이 궁극적으로 열 배 빨리 살을 뺄 수 있게 되는 것이다.

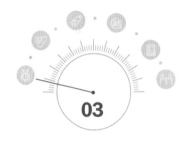

다이어트는
살을 빼는 것이 아니다

다이어트는 본래 천천히 하는 것이다. 마치 나무를 심는 일에 비유할
수 있다. 먼저 나무를 심어야 한다. 물을 주고 해를 잘 받게 해주면 나
무는 쑥쑥 자라난다. 그렇게 시간이 지나면 한 그루의 나무는 숲이 된
다. 운동과 바른 식이요법을 시작한 것과 시작하지 않은 것은 나무를
심은 것과 안 심은 것과 같다. 나무를 심지도 않고서 숲이 되기를 바
라는 것은 이치에 맞지 않는다. 반드시 나무를 심어야 숲이 된다. 그
런데 이 나무를 심어놓고 얼마 지나지 않았음에도 나무가 얼른 자랐
으면 하는 마음에 얼마나 자랐는지 계속 줄자로 재고, 잘 자라지 않는
것 같아서 뽑아서 다른 곳에 심고 한다면 나무는 숲이 되기는커녕 한
그루조차 제대로 자라지 못하고 죽어버릴 것이다.

　다이어트에 실패하는 대부분의 사람들이 그러하다. 다이어트를 시작한 지 얼마 되지 않았는데 이 다이어트 방법은 효과가 없다거나, 자신과 맞지 않다거나, 시간이 없다거나, 운동하기 귀찮다거나, 약속이 너무 많다는 이유로 포기한다. 우리나라 사람들이 좋아하는 '빨리 빨리'는 다이어트에는 효과가 없다. 다이어트는 본래 천천히 하는 것이다.

"아무것도 모르는 자는 모든 것을 믿을 수밖에 없다"라는 격언이 있다. 다이어트를 단지 살 빼는 것, 체중을 줄이는 것이라고 여기고 시작했다면, 잘못된 방향으로 가고 있는 것이다. 몸은 본인의 습관과 태도에 따라 변한다. 습관과 태도를 바꾼다면 몸은 자연스럽게 달라진다.

헤르만 헤세의 《데미안》에는 다이어트를 하는 사람에게 꼭 들려주고 싶은 문구가 있다.

"새는 알에서 나오려고 투쟁한다. 알은 하나의 세계다. 새롭게 태어나려는 자는 하나의 세계를 깨뜨려야 한다."

새로운 몸으로 다시 태어나고 싶다면, 현재의 세계를 깨버리고 나와야 한다. 그래야만 새로운 몸을 갖게 된다. 현재의 세계는 지금 가진 습관과 태도다. 이 알을 깨뜨리는 일은 매우 고통스럽다. 그러나 진정한 변화를 맞이하고 다이어트에 성공하기 위해서는 고통을 감내해야만 한다.

지금 당신의 몸은 오랜 시간이 걸려 만들어졌다. 마찬가지로 지금 당신의 습관과 태도 또한 오랜 시간이 걸려 만들어졌기 때문에 짧은 시간에 변하지 않는다. 새로운 습관과 태도를 갖추기까지 긴 시간이 필요하다. 하지만 반대로 생각해 보면, 긴 시간을 통해 바꾼 좋은 습관은 마찬가지로 잘 바뀌지 않는다. 사실 건강한 몸이 되고 난 후에는 옛날의 몸으로 돌아가는 일도 쉽지 않다.

몸은 그 사람의 습관과 태도를 그대로 반영한다. 40대 이후의 얼굴을 보면 그 사람의 삶을 알 수 있다고 하는데, 몸은 40대까지 갈 필요 없이 지금 그 사람의 몸을 보면 어떤 삶을 살고 있는지 알 수 있다. 좋은 습관과 좋은 태도를 가지면 가질 수 있는 가장 좋은 몸을 갖게 되는 것이다.

지금의 몸이 마음에 들지 않는다면, 다음의 체크리스트를 보면서 자신의 습관과 태도를 찬찬히 돌아보자.

아침을 거르고 출근한다.	예 / 아니오
점심은 별 생각 없이 직장 동료의 의견을 따라 먹는다.	예 / 아니오
자주 점심을 거르고 저녁은 폭식을 한다.	예 / 아니오
1주일에 3번 이상 밤늦게 야식을 먹는다.	예 / 아니오
1주일에 3번 이상 술(한 잔이라도)을 마신다.	예 / 아니오
스트레스를 받으면 곧바로 단 음료를 막 마시거나 군것질을 한다.	예 / 아니오
평소 편식이 심하다.	예 / 아니오
물을 의식해서 2L 이상 마시지 않는다.	예 / 아니오
걷기보다 자동차나 탈것에 의지해서 살고 있다.	예 / 아니오
업무 중 자세는 바르게 하려고 노력하지 않는다.	예 / 아니오

위 10개의 점검 사항 중 '예'가 5개 이상이라면, 현재 당신의 몸 상태는 좋지 않을 것이다. 사실 보기 좋은 몸으로 바꾸는 데는 거창한 변화가 필요한 것이 아니다. 위의 작은 습관들을 조심하는 것만으로도 몸은 얼마든지 바뀔 수 있다. 큰 변화는 작은 것에서부터 시작된다. 내가 하는 가장 사소한 행동들을 살펴보고 바꿔나가도록 해야 한다.

우리의 몸을 잘 살펴보면 뼈는 근육의 지배를 받는다. 뼈 자체는 스스로 움직일 수가 없다. 뼈와 뼈를 잇는 근육이 움직이면서 뼈도 움직일 수 있다. 그러나 근육은 습관의 지배를 받는다. 근육은 우리가 반복하는 습관적인 행동을 기억한다. 그리고 그 습관적인 행동을 더 적은 에너지를 이용해 효율적으로 움직이도록 몸을 최적화한다. 사람들의 몸을 보면 그 사람의 행동 습관을 알 수 있는 이유가 바로 이런 까닭이다. 결국 습관에 따라 우리의 몸이 만들어진다. 그래서 습관 하나가 몸 전체를 바꿀 수도 있다.

마지막으로 습관은 생각의 지배를 받는다. 내가 어떤 생각을 하고 어떤 의식을 갖고 있는가에 따라 습관 또한 얼마든지 바꿀 수 있다. 습관의 변화는 작은 생각에서 시작된다.

결론적으로 우리가 생각을 바꾸면 습관이 바뀌게 되고, 습관이 바뀌면 근육이 바뀌게 되고, 근육이 바뀌면 뼈(몸)가 바뀌게 되고, 몸 전체가 달라진다. 그래서 생각이 곧 몸을 바꾼다고 말할 수 있다.

'몸은 우리가 생각하는 대로 된다.'

위의 문구는 내가 사람들에게 다이어트를 지도하는 기본 이념이다.

나는 다이어트 상담을 하러 오시는 분들과 상담을 할 때 그 사람의 생각과 습관을 파악하려 노력한다. 그 결과 회원분들의 생각과 습관을 매일매일 조금씩 변하게 할 수 있었고, 결국 몸을 변화시킬 수 있었다. 만약 한 사람의 생각과 습관부터 바꾸지 못한다면 그의 몸을 온전히 바꿀 수 없다. 만약 바뀌었다면 단지 일시적인 변화일 뿐이다. 그래서 다이어트를 시작할 때는 다이어트가 무엇인지 그 속성을 명확하게 파악하고 시작해야 한다.

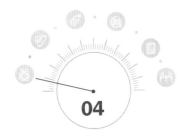

다이어트
고통 총량의 법칙

누구나 아름답고 멋진 몸을 갖고 싶어 한다. 그런데 왜 그런 몸을 가진 사람은 드문 것일까?

누구나 날씬하고 매끈한 몸을 원하면서도 그렇게 되기 위한 고통은 원하지 않는다. 한번 되돌아보라. 일을 마치고 피곤한 몸으로 집에 돌아가면 무엇을 하는가? 대부분 씻고 나면 소파에 누워 텔레비전을 보거나 스마트폰을 보면서 쉬려고 할 것이다. 일로 지쳐버린 무겁고 기력 없는 몸을 일으켜 고통스러운 운동을 하고 싶지 않을 것이다.

또한 늘 먹던 맛있는 음식을 절제하는 일은 더욱 싫을 것이다. 도대체 살찌는 음식은 왜 그렇게 맛이 있는지 먹지 못하면 더욱 생각이 난다. 내가 먹는 것이 내 몸을 만든다고 알고 있음에도 유혹을 참을 수가 없다.

그렇다면 육체적, 정신적 고통 없이 살을 빼는 비법이 있을까?

한마디로 말하면 "없다".

유전적으로 마르게 태어난 사람들은 어떨까? 그들은 어릴 적에는 살이 찌지 않는 것처럼 보인다. 하지만 30대가 시작되면 남들의 부러움을 사던 그들도 마찬가지로 배에 살이 붙기 시작한다. 몸매가 점점 예전 같지 않아지면서 고민을 하게 된다. 그런 사람일수록 과거 자신의 이미지에 사로잡혀 조금만 하면 빨리 돌아갈 수 있을 거라는 착각에 빠져 다이어트를 차일피일 미루는 경우가 많다.

만약 진정으로 몸을 변화시키고 싶다면 꼭 알아야 할 법칙이 있다. 바로 '고통 총량의 법칙'이다.

사람마다 그 기준은 다르겠지만, 다이어트를 하면서 충분한 성취감과 만족감을 느끼기 위해서는 어느 정도의 고통을 받아야 한다. 다이어트에 성공하기까지 받아야 할 고통량은 대략 정해져 있다. 다이어트를 하면서 그 고통을 특정 기간 내에 많이 받고 빠르게 극복해낸다면 빠른 성취감과 만족감을 얻을 것이다. 반면, 다이어트를 시도하면서 어쩌다 한 번씩 운동을 하고 식이 조절을 드문드문 한다면 몸은 조금 변하다 말다를 반복하다 결국은 변하지 않게 된다. 결국은 더 긴 시간 동안 찔끔찔끔 계속 고통받게 된다. 이것은 마치 1만 시간의 법칙과 유사하다. 그러나 단지 시간만 오랫동안 하는 것이 아니라 같은 시간 안에 받는 고통량이 더욱 중요하다.

운동을 처음 시작한 회원분들이 항상 하는 질문이 있다. "지금도 이렇게 고통스러운데 나중에 더 고통스럽나요?” 그러면 나는 너무 걱정하지 말라고 대답한다. 지금은 많이 고통스럽지만 이 시간을 견뎌내면 나중에 받아야 할 고통이 적어진다고 덧붙인다. 사실 무슨 일이든 처음이 가장 힘든 법이다. 당신의 전문 분야 일을 떠올려 보라. 처음부터 그렇게 능숙하고 잘하지는 않았을 것이다. 그러나 특정 시간을 지나자 그때나 지금이나 고통은 같아도 고통이 고통으로 느껴지지 않을 것이다. 몸도 마찬가지다. 시간이 흐를수록 적응하며 강해진다.

실제로 어느 정도의 고통을 인내해서 특정 궤도까지 몸의 컨디션을 끌어올려 놓으면 이후에는 그렇게 힘들지 않다. 첫째 주의 팔 굽혀 펴기 100개는 정말 하루하루가 죽을 것 같고 30분이 넘게 걸리는 경우도 있다. 그러나 넷째 주의 팔 굽혀 펴기 100개는 대부분 10분 이내로 하게 된다.

이러한 스스로의 변화를 측정하고 인지하기 위해서 운동일지를 반드시 적어놓아야 한다. 그래야 자신의 성장을 눈으로 확인하게 되어 운동이 늘고 체력이 강해지고 있음을 알 수 있다.

많은 사람이 운동을 시작하고 처음 2주는 그동안 쓰지 않던 근육을 사용해서 찾아오는 근육통으로 인해 몸 구석구석이 아파서 매우 고통스러워한다. 그러면 앞으로 계속 할 수 있을까라는 두려움에 휩싸인다. 하지만 그 기간을 잘 이겨내면 더 이상의 심한 근육통은 찾아오지 않는다. 처음 운동을 시작하고 매일 운동을 하면 2주 뒤엔 근육통이 거의 생기지 않는다. 그러나 단순한 근육통뿐만 아니라 운동을 시작하고 약 2달 동안은 운동을 하는 일 자체가 익숙하지 않고 힘들다. 운동을 마치고도 몸의 회복이 빠르지 않아 금세 지치기도 한다. 그러나 2달쯤 운동을 지속하면, 체력이 많이 상향됨을 느끼게 된다. 이제 웬만한 운동에는 크게 지치지 않고 조금만 쉬고 운동하면 지친 근육들이 금세 회복됨을 느낀다. 그러면 더 이상 운동은 고통스럽고 힘든 것이 아니라 할 만하다는 생각이 들게 된다.

운동은 처음 하는 사람에게는 죽을 것처럼 고통스럽지만, 어느 정도 고통량을 견뎌낸 사람에게는 더 이상 고통이 아니다. 또한 몰라보게 강해져 있다. 내 몸이 고통을 받아들이는 한계값이 높아진 것이다. 견뎌내는 고통의 강도가 올라갈수록 몸은 더욱 많이 변해 있을 것이다. 그러니 고통을 피하려 하지 말자. 받아야 할 충분한 고통량을 빨리 모두 받아들이는 편이 낫다. 그럼 더 이상 고통은 찾아오지 않는다.

'No pain, No gain.' 이는 운동을 하면서 꼭 명심해야 할 문구다. 지금 받는 고통과 흘리는 땀이 모든 것을 보상해줄 것이다.

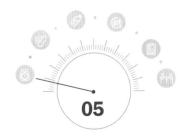

05

다이어트 성공을 위한 '골든서클'

개인적으로 좋아하는 TED 강연 중《나는 왜 이 일을 하는가?》저자이자 전략커뮤니케이션 전문가인 사이먼 사이넥의 강의를 보면, 골든서클에 관한 이야기가 있다. 'WHY' 'HOW' 'WHAT' 에 대한 이야기로, 성공을 위한 커뮤니케이션의 방법을 알려준다.

간략하게 이야기하면 이렇다. 대다수의 사람들은 무엇을 하는지 알고 있고, 또 대부분의 사람들은 어떻게 하는지도 알고 있다. 하지만 소수의 사람들만 왜 그 일을 해야 하는지 알고 있다. 대다수의 사람들은 밖에서 안으로 들어오는 방식으로 커뮤니케이션을 한다. 심지어 'WHY'까지는 말하지도 않는다.

그러면서 애플을 사례로 들어 이야기한다.

"대다수의 사람들이 커뮤니케이션하는 방식은 이렇습니다.

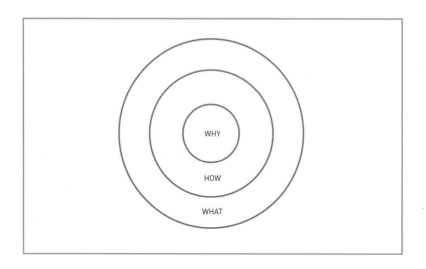

What 우리는 훌륭한 컴퓨터를 만들었습니다.

How 디자인이 유연하고 사용이 편리하며 자연친화적입니다.

  한 대 사시겠습니까?

  이것은 전형적인 밖에서 안으로 들어오는 방식의 커뮤니케이션 방법입니다.

  하지만 영감을 주고 동기부여를 강하게 주기 위한 방법은 안에서 밖으로 나가야 합니다.

  애플은 이렇게 이야기합니다.

Why	우리가 하는 일은 우리가 믿는 현실에 도전하기 위함이고 우리는 발상
	의 전환이라는 가치를 믿습니다.
How	현실에 도전하는 방식은 모든 제품을 유려한 디자인, 편리한 사용법, 자
	연친화적으로 만드는 것입니다.
What	지금 막 이 **훌륭한 컴퓨터**가 탄생했습니다.
	한 대 사시겠습니까?"

위의 비교를 통해 알 수 있듯이, 안에서 밖으로 나가는 커뮤니케이션 방법은 마음에 더 와닿는 느낌을 받는다. 그런데 이것은 다이어트에도 똑같이 적용된다.

내가 왜 다이어트를 해야 하는지 그 이유를 명확히 찾아야 한다. 다이어트를 하는 목적이 꼭 필요하다는 의미다. 그러고 나서 그 이유와 목적에 맞는 방법이 필요하다. 하지만 사람마다 목적이 다르기 때문에 방법도 다르다. 각자의 목적과 주변 환경에 걸맞은 지속가능한 방법을 찾아야 한다. 그런 다음 찾아낸 방법을 지속하기만 한다면 건강한 몸을 자연스럽게 갖게 된다. 이 과정을 조금 더 쉽게 하기 위해서 만들어낸 것이 바로 블루서클이다.

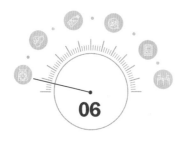

06

반드시 성공하기 위한 다이어트룰 '블루서클'

골든서클의 'why' 'how' 'what'에 영감을 받아 다이어트를 확실한 성공으로 이끄는 법을 연구해서 찾아낸 방법이 있다. 그것은 3가지의 B로 시작하는 단어들이다. 'Believe, balance, basic'이다. 이것이 블루서클 3요소다.

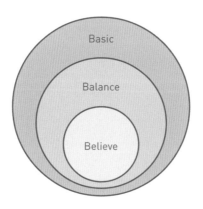

앞에서 우리 몸을 지탱하고 있는 뼈는 근육의 지배를 받고, 근육은 습관의 지배를 받으며, 습관은 생각의 지배를 받는다고 했다. 그래서 "우리 몸은 우리가 생각하는 대로 된다"라고 했다.

바로 첫 번째 B인 Believe가 중요한 이유다. 골든서클에서 WHY의 중요성을 강조하듯 어떤 생각을 바탕으로 운동을 시작해서 앞으로 지속해 나갈 것이며, 내가 다이어트를 해야 하는 목적이 무엇인지 명확히 하는 것이 다이어트를 성공으로 이끈다. 다이어트를 시도하다 보면 수많은 어려움이 찾아온다. 그 어려움을 이기도록 동기부여를 해주는 것이 바로 Believe다. 내가 운동을 하는 목적을 명확하게 찾아내고, 이것이 얼마나 중요한지 이해하며 계속 의식의 수면 위에 띄워두는 것이다.

두 번째 B는 balance, 균형이다. 앞에서 성공하는 다이어트의 대전제는 지속가능함이라고 말했다. 세상 어느 것도 균형을 잃으면 지속해나갈 수 없다. 균형을 잃은 것은 머지않아 무너지고, 쓰러지며, 실패하게 된다. 균형이 중요하다는 사실은 누구나 알고 있다. 그러나 다이어트에서도 균형이 매우 중요하다는 사실을 잘 알지 못한다.

사람들의 다이어트에 관한 고민들을 듣다 보면, 다이어트를 하면서 왜 그렇게 극단으로 치닫는지 안타까운 마음이 든다. 다이어트를 위해 거의 굶다시피 하는 사람들이 있는가 하면, 빠르게 살을 빼겠다고 한 종류의 음식만 먹는 사람들도 있다. 오로지 닭가슴살과 고구마만 먹다 보면 결국 식욕을 참지 못해 폭식을 하기도 한다. 이것은 균형과는 거리가 먼 행동들이다.

우리가 건강하게 균형 잡힌 사람이 되기 위해서는 몸과 마음의 균형이 중요하다.

몸과 마음의 균형을 이루기 위해서는 몸 자체의 균형과 마음 자체의 균형이 맞아야만 한다. 먼저 몸을 살펴보자. 몸은 이완과 수축으로 균형을 잡는다. 우리 몸을 보면 특정 행동 패턴으로 인해 과수축된 곳이 있고. 또 어떤 부분은 적절한 긴장이 필요함에도 늘어져 있어 약화된 곳도 있다. 과수축된 곳은 온열요법과 스트레칭, 마사지로 이완시켜야 하고, 약화된 곳은 운동을 통한 강화로 적절한 힘을 실어줘야 한다.

다음으로 마음을 살펴보자. 마음은 '비워내는 것'과 '채우는 것'으로 균형을 잡고 있는데 현대인들은 스트레스를 과도하게 받고 걱정이 넘쳐나기 때문에 비우는 과정이 필요하다. 우리 삶에서 명상과 호흡이 중요한 이유다. 반면, 너무 자극적인 것들이 넘치고 생각하지 않고 수용하게 만드는 텔레비전이나 인터넷 매체들로 인해 생각이 없어지기도 한다. 이럴 때는 우리가 집중해야 할 것들과 목적, 목표, 방향을

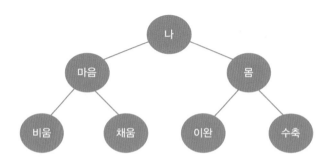

┊집콕┊다이어트

지속적으로 상기하며 의식화하고 채워야 한다.

이렇게 몸과 마음이 각각 균형을 잡게 되면, 나라는 존재는 건강하게 균형 잡힌 사람이 된다.

다이어트를 할 때 몸과 마음처럼 반드시 균형이 필요한 것이 하나 더 있다. 그것은 바로 운동과 영양이다.

운동과 영양은 마치 수레바퀴와 같다. 두 바퀴가 같이 굴러야 수레는 앞으로 나아간다. 바퀴가 하나 빠져버린 상태로 구른다면 수레는 제자리만 맴돌 것이다. 운동만 열심히 하고 영양을 등한시하는 경우가 있다. 또는 영양은 잘 챙기지만 정작 운동은 하지 않는 사람도 많다. 진정한 변화를 원하고 더 건강한 몸을 원한다면, 반드시 운동과 영양의 균형을 잊지 말아야 한다.

세 번째 B는 basic, 기본이다. 사람들은 몸을 변화시키는 데 특별한 방법이 있다고 생각한다. 몸을 변화시키는 일은 어려운 일이 아니다. 모든 학문, 스킬, 이치가 그렇듯 기본이 가장 중요하다. 기본이 흔들리는 것은 나무의 뿌리가 흔들리는 것과 같다. 뿌리가 흔들리는 나무는

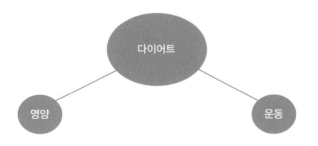

결코 큰 나무로 성장할 수 없다. 그래서 살을 빼기 위해서 가장 먼저 할 일은 기본을 튼튼히 하는 일에 집중하는 것이다.

운동에서의 기본은 우리 몸에 가장 기본이 되는 다음의 5가지 움직임을 익히면 된다.

앉았다 일어나기, 밀기, 당기기, 몸 말기, 몸 펴기

기본이 되는 움직임 안에서 동작들을 반복하면 된다. 자세한 동작은 뒤에서 다룰 예정이다. 그리고 영양에서도 기본이 되는 6대 영양소를 골고루 섭취하는 것이 가장 기본이다.

탄수화물, 단백질, 지방, 무기질, 비타민, 물

이렇게 6가지의 기본이 되는 영양소를 평소 얼마나 잘 챙겨 먹는지가 몸을 변화시키는 성공을 결정한다.

집콕 다이어트

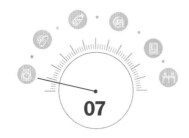

다이어트를 하는 이유
Believe

나는 상담을 할 때는 예외 없이 "왜 살을 빼고 싶으세요?"라고 질문을 던진다. 그러면 가장 많이 듣는 대답은 이렇다.

"아, 요즘 살이 너무 많이 쪄서요." "옷이 하나도 안 맞아요." "몸이 무겁고 여기저기 아픈 곳이 생겨서 이젠 빼야 할 것 같아요."

이런 이유들의 핵심은 결론적으로 건강해지고 싶다는 것이다. '건강해지고 싶어서 살을 뺀다'는 목적은 겉으로 보기에는 문제가 없다. 그런데 여기에는 한 가지 함정이 있다. 건강은 운동의 목적이 될 수 없다. 사실 건강은 하나의 수단에 불과하다. 사람들은 모두 건강해지고 나면 하고 싶은 무언가가 있다. 그것이 바로 운동의 목적이다. 건강해져서 무엇을 할 것인가? 원하는 몸이 되면, 진짜 하고 싶은 것은 무엇인가?

한번은 한 남자분이 찾아오셨다. 상담 예약을 잡고 찾아오셨는데 마주한 첫인상에 나도 모르게 긴장을 했다. 한쪽 팔에는 큰 문신이 있고 몸집은 상당히 크고, 눈빛은 상대를 압도하는 강렬함이 있었다. 하지만 상담을 시작하고 이야기를 들어보니, 내 생각과는 다르게 너무나 순수하고 가족을 깊이 사랑하는 마음을 가진 따뜻한 분이었다.

나는 평범한 질문들을 하며 이것저것 건강 정보를 파악했다. 그리고 마지막에 중요한 질문을 던졌다. "왜 다이어트를 해야만 하시나요? 그저 건강해지고 싶어서가 아닌, 진짜 건강해져야 하는 목적을 말씀해주세요."

그러자 그분은 한참 고민을 하다가 여러 가지를 말했다. 살면서 식스팩을 가지고 싶었던 로망과 살이 찌면서 한없이 추락한 자존감, 그리고 사랑하는 딸들에게 이렇게 부끄러운 모습을 보여주고 싶지 않다고 했다. 그래서 그것들을 정리해 하나의 문장으로 만들었다.

'외적인 변화를 통해 배에 왕자도 생기고, 자신감도 높여 사랑하는 가족들에게 자랑스럽고 주변사람들과 유대감을 높이기 위하여.'

그분은 이 목적을 항상 눈에 띄는 곳에 적어두고 노력했고 결국 성공했다.

다이어트를 해야 하는 명확한 이유가 존재하면 아무리 힘들고 어려운 상황이 닥쳐도 이겨낼 수 있는 용기와 에너지를 얻는다. 그 문장에 엄청난 에너지가 담겨 있는 것이다. 그래서 나는 첫 상담에서 내담자의 여러 가지 건강 정보를 파악하는 데 20분, 그리고 마지막 질문인 다이어트의 본질적인 목적을 찾는 데 거의 30분가량을 사용한다.

　의외로 많은 사람이 내가 왜 정말 다이어트를 하고 싶은지, 왜 건강해져야만 하는지 잘 알지 못한다. 스스로의 내면을 살펴보고 스스로와 대화할 시간이 부족한 현대인의 또 다른 문제라 할 수 있다. 한참을 숙고해 이 목적을 찾아내면, 다이어트 성공률은 10배 상승한다. 이것은 내가 다이어트를 지도하면서 실제로 경험한 데이터다. 대부분의 사람이 처음에는 이 문장이 낯설고 정말 이루어질까 라고 의문을 갖고 시작한다. 하지만 시간이 지나면 이 문장이 내 삶이 된 것을 느끼는 순간이 찾아온다. 그때의 성취감은 이루 말할 수 없다.

　그래서 글의 힘은 무시할 수 없다. 말은 흘러가버리지만, 글은 흔적을 남겨 누군가가 지워버리거나 삭제하지 않는 이상 영원히 남게 된다. 반드시 다이어트에 성공하고 싶다면, 다이어트를 해야 하는 이유에 대해 진심을 다해 진정성 있게 적어 핸드폰 화면에 띄워 보자. 컴퓨터 화면에도 띄우고, 노트 표지에도 적어두자. 그것이 다이어트 성공으로 가는 가장 빠른 지름길의 첫걸음이다.

당신의 다이어트의 목적을 문장으로 적어보세요.

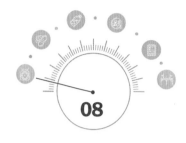

최고의 다이어트 방법
balance

상담을 하면서 사람들에게 그동안의 다이어트 방법을 물어본다. 그러면 대부분 "헬스를 몇 개월 혼자 다녔다, PT · 필라테스 · 요가를 했다, 열심히 걷기를 했다, 운동은 하지 않고 다이어트 보조제를 먹었다, 한정적인 몇 종류의 음식만 계속 먹었다, 아예 굶었다"라고 이야기한다.

결국 상담을 받으러 온 이유는 그 당시에는 조금 빠졌지만 결과적으로 실패했기 때문이다.

이들이 시도한 대부분의 방법들은 생각해 보면 한쪽으로 편향되어 있다. 운동을 하면 영양에는 신경 쓰지 않거나, 운동을 하더라도 특정 방식으로만 하고, 영양의 균형은 완전히 무시하고 자기가 먹고 싶은 것을 먹으면서 보조제에 의지한다거나, 몇 가지 음식만 한정지어 먹는 식이다.

앞에서 말한 수레바퀴의 두 바퀴 중 하나가 망가진 상태라고 할 수 있다. 그래서 다이어트라는 목적을 향해 전진할 수 없다. 운동과 영양은 반드시 함께 가야 한다. 운동도 특정 부위에 편향되기보다는 온몸을 고르게 사용해야 한다. 또한 영양도 특정 식품만 섭취하고 특정 제품에 의존하는 것이 아니라 우리 몸에 필요한 6대 영양소를 고르게 섭취해 균형 잡힌 식사를 하는 것이 중요하다. 균형 잡힌 운동과 균형 잡힌 영양에 대해서는 뒤에서 자세하게 이야기하겠다.

균형을 강조하면서 특정 운동을 폄하하려는 의도는 전혀 없다. 단지 운동과 영양은 반드시 균형을 이루어야 한다는 점을 강조하고 싶다. 부상이 없는 자세를 알고, 부상이 오지 않을 적정 강도로 운동을 하면 몸은 사용할수록 강해진다. 더불어 우리가 먹는 음식은 우리 몸을 이루는 재료다. 우리 몸에 어떤 재료들을 공급하냐에 따라 우리 몸이 만들어질 것이기에 균형 잡힌 영양은 어떤 운동을 하든 필수다.

그런데 많은 사람이 균형이 중요한지 알면서도 잘 지키지 못한다. 마음속 깊은 곳에서 들려오는 수많은 핑계가 균형을 깨는 데 앞장선다. 그래서 고안해낸 방법이 있다. 그런 핑계의 유혹들이 스멀스멀 생각으로 올라와 균형을 깨려할 때 이것은 나를 함정에 빠지게 할 가짜 신호라고 생각하는 것이다. 그리고 매 순간 핑계의 유혹에 지배당하지 않도록 그때그때 즉석에서 생각한 뒤 행동하지 말고 미리 해야 할 일을 정해두는 것이 좋다. 먹을 음식들도, 해야 할 운동들도 계획을 가지고 미리 정해두는 것이다. 그런 다음 유혹이 찾아와도 묵살해버리고 그저 정해진 것을 하는 것이다. 그럼에도 자꾸만 핑계의 유혹이 떠오른다면 그것은 가짜신호라고 생각하고 하던 대로 하려고 노력해야 한다.

《중용(中庸)》의 23장을 보면 몸을 변화시키려는 사람에게 꼭 필요한 내용이 있다. 영화 〈역린〉에도 인용된 바가 있는 문장이다.

"작은 일도 무시하지 않고 최선을 다해야 한다.

작은 일에도 최선을 다하면 정성스럽게 된다.

정성스럽게 되면 겉에 배어 나오고,

겉으로 드러나면 이내 밝아지고,

밝아지면 남을 감동시키고,

남을 감동시키면 이내 변하게 되고,

변하면 생육한다.

그러니 오직 세상에서

지극히 정성을 다하는 사람만이

나와 세상을 변하게 할 수 있는 것이다."

위의 문장을 한 문장으로 정리해 보면 '무엇이든 네가 원하는 것이 있다면 정성을 다하라. 그리하면 이루어진다'는 말이다. 몸을 변화시키는 일도 마찬가지다. 특별한 방법은 없다. 그저 지극히 정성을 다하여 지속할 수만 있다면 나를 변화시킬 수 있다. 균형을 지키려 노력하며 지속적으로 행동해 보자.

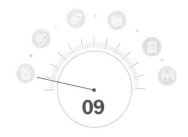

다이어트에서 기본은
중요하고 또 중요하다
Basic

한번은 한 여자분이 상담요청을 했다. 그녀는 다이어트 때문에 정말 속상하다며 이야기를 하다 울먹였다. 그녀의 이야기를 들으며 내심 놀랐다. 살을 빼기 위해 안 해 본 방법이 없었고, 안 해 본 운동이 없는 듯했다. 그럼에도 불구하고 살이 잠깐 빠졌다 요요가 오거나, 더 이상 빠지지 않는다는 것이었다. 그녀와의 길지 않은 대화만으로도 그녀의 다이어트 실패 원인을 알 수 있었다. 수많은 다이어트 기술들을 찾아 헤맨 그녀에게 이제는 기본이 필요한 때라고 나는 확신했다.

다이어트로 몸을 간절히 바꾸고 싶은 사람들이 나를 찾아온다. 마주앉아 그들이 하는 이야기를 들어보면 내가 마치 엄청난 다이어트 기술을 알고 있고, 다른 사람은 모르는 특별한 기술로 본인에게 다이어트의 성공을 안겨줄 거라고 기대한다.

지금까지 많은 사람의 다이어트를 도와주는 활동을 하면서 단순히 살을 빼는 것을 넘어 원하는 몸을 만든 사람, 아무런 변화가 없는 사람, 오히려 살이 찌는 사람을 바로 곁에서 지켜볼 수 있었다. 그중에서도 단순히 살을 빼는 것을 넘어 원하는 몸을 만든 사람들의 공통점이 있다. 그것은 바로 '기본'이었다. 살을 빼는 데 기본을 얼마나 잘 지키고 실천하느냐에 따라 충분히 더 성장하고 발전할 수 있다. 기본을 제대로 지키지 않는 생활은 언젠가 무너지고 만다. 수박 겉핥기식으로 눈에 보이는 성과에만 집중하다 보면 잠깐은 몸의 변화가 오지만, 지속적인 성장은 사실상 불가능하다. 그렇다면 기본을 유지하며 일상에서 어떻게 실천할 수 있는지 이야기해 보겠다.

다이어트의 기본은 무엇일까? 바로 '소모 〉 섭취'다. 이것이 다이어트의 기본이다. 다시 말해, 먹어서 얻는 에너지보다 많은 에너지를 움직여서 쓰는 것이다. 너무 간단하지만 이것만큼 정확한 표현은 없다. 살이 찌는 이유는 이 기본을 지키지 않았기 때문인데, 기본은 알기 쉽지만 실천하는 것이 어렵다. 그래서 기본을 실천할 수 있는 방법과 노하우를 알아야 한다. 기본은 머리로만 아는 것이 아니라 행동으로 실천할 때 그 가치가 드러난다.

기본을 실천하는 데 바탕이 되는 3가지 요소는 다음과 같다. '변화의 목적, 식단일지, 운동일지'다.

1) 변화의 목적을 기억하는 것이 다이어트를 끝까지 이끈다. 섭취

보다 소모를 많이 하는 일은 어려움의 연속이다. 이 어려운 일을 헤쳐 나가기 위해서는 내가 이 일을 하는 목적을 기억해야만 한다. 그냥 살던 대로 살면 되지 왜 고생을 사서 하는지 정확하게 모른다면 머지않아 그 힘든 여정을 그만두게 될 것이다. 앞장에서 이야기한 Believe와 같은 이야기다.

2) 식단일지가 다이어트를 견인한다. 그저께 먹은 음식을 기억하고 있는가? 대부분의 사람들은 어제 먹은 음식도 기억을 못한다. 섭취를 조절해야 하는데 무엇을 먹었는지 기억하지 못하면 얼마나 움직일지도 정하지 못한다. 이는 무조건 적게 먹고 굶으란 이야기가 아니다. 적어도 내가 무엇을 먹었는지는 알아야 한다는 말이다.

식단일지는 거창한 것이 아니라 매일 먹은 음식의 사진을 찍어두는 것이다. 그것만으로도 내가 어제 먹은 음식을 체크하며 '아, 주말엔 이렇게 먹었으니까 내일은 좀 더 조절해서 먹고, 더 움직이려 해야겠구나'라고 조절이 가능해진다. 또 어떤 상황이었기에 내가 이렇게 먹게 되었는지 파악하고 다음번에는 동일한 상황에서는 다른 선택을 할 수 있도록 예비책을 생각하게 된다.

그리고 궁극적으로 음식은 내 몸을 구성하는 재료가 된다. 우리 몸의 기본이 되는 6대 영양소를 골고루 섭취하고 있는지 확인할 수 있는 아주 중요한 데이터가 된다. 식단은 특별한 다이어트 식단을 선택하기보다는 내가 평소 먹는 음식에서 6대 영양소 구성에 맞게 불필요한 것은 빼고 필요한 것을 채워넣는 방식이 좋다.

3) 운동일지가 한계를 넘어서게 한다. 식단일지만큼 운동일지를 쓰는 일도 중요하다. 보기 좋게 정리해두면 좋겠지만 번거로우면 그마저도 안하게 되니 쉬운 방법이 좋다. 가장 접근성 좋은 카카오톡을 이용하는 것이 좋다. 나와의 채팅에 오늘 한 운동을 그냥 적어두는 것이면 된다. 운동일지로 현재의 내 운동능력을 체크하는 것이다.

예를 들어 밀기 운동을 매일 50개를 하면, 다음주에는 55개를 할 수 있을 것이다. 그다음 주는 60개를 할 수 있게 된다. 시간이 지나면서 과거의 나보다 발전하고 있다는 것을 직접 작성한 데이터에 의해 확인하게 된다면 자신감이 생긴다. 이는 운동을 지속할 수 있는 동기부여가 된다. 운동을 할 때는 특별한 운동법보다는 가장 기본이 되는 운동에 집중하는 편이 더욱 오래 지속할 수 있는 방법이다. 또한 평소에도 지속할 수 있다.

요즘처럼 수많은 다이어트 방법들로 인해 선택이 어려울수록 기본으로 돌아가는 것(back to basic)이 중요하다. 기본으로 시작된 작은 변화를 이루고 그에 대해 자신을 칭찬하며, 자신에 대한 믿음을 키워나가다 보면 쉽게 무너지지 않는 다이어트의 성공에 한 걸음 더 가까이 다가갈 수 있을 것이다.

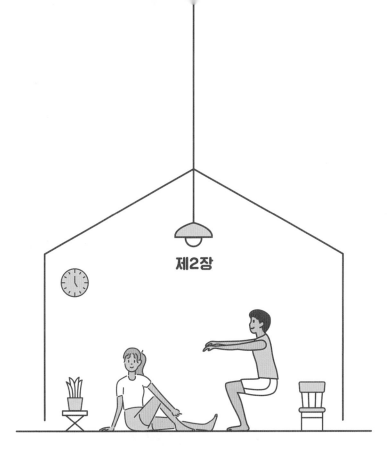

제2장

평생 다이어트를 위한
기본기 다지기

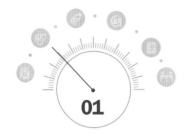

30대에 운동을
시작해야 하는 이유

다이어트를 위해 상담하러 오시는 분들의 연령대를 살펴보면 30대가 약 70%, 40대가 약 20%, 20대가 약 10%의 비율이다. 한국 스포츠개발원의 체력단련시설 운영 실태조사의 자료를 보면 30대가 가장 높은 비율로 건강 유지와 체력 증진을 위해 체력단련 시설을 이용하고 있는 것으로 나타났다. 주변 사람들을 보아도 운동과 담쌓고 지내던 사람도 30대가 되면 본격적으로 운동을 시작하는 사람이 많다. 그 이유가 무엇일까?

우리나라에서 30대는 10대부터 20대까지의 오랜 준비를 마치고 취직을 해서 자리를 잡기 시작하는 시기다. 취업으로 금전적으로 약간의 여유가 생기고 사회적 지위가 생겨 마음의 여유도 생긴다. 그러나 육체적으로 가장 전성기를 누려야 하는 30대에게 그동안 취업전

구분 (단위: %)		표본수	건강유지 체력증진	여가선용	체중조절 체형관리	스트레스 해소
전체		400	57.5	1.0	38.8	2.8
성별	남성	204	63.7	1.5	30.9	3.9
	여성	196	51.0	0.5	46.9	1.5
연령별	20대	91	49.5	1.1	47.3	2.2
	30대	95	60.0	0.0	37.9	2.1
	40대	113	52.2	0.9	44.2	2.7
	50대	101	68.3	2.0	25.7	4.0

출처 : 2016 체력단련시설 운영 실태조사 140p

쟁으로 돌보지 못한 몸이 사회생활에 브레이크를 건다. 30대가 되면 직장에서 바쁘게 일하며 정작 자신의 몸에는 전혀 신경을 쓰지 못하게 된다. 게다가 수많은 회식 자리와 친구들과의 술자리, 또 인간관계를 위해 수없이 먹고 마셔온 지난날들로 인해 몸이 더 이상 버틸 수 없어 적신호를 보내기 시작한다. 30대가 되면서 몸에서 '진짜 이러다 죽을 것 같아!'라고 신호를 보내는 것이다.

만약 미리 몸 관리를 하지 않았다면, 남자든 여자든 30대가 지나면서 급격한 체력 저하를 느끼게 된다. 예전에는 거뜬히 버텨냈던 것도 어느 순간 몹시 힘들게 느껴지면서 버거워진다. 그 이유는 20대는 기초대사량과 활동대사량이 높기 때문이다. 이때는 살이 찌면 먹지 않고 며칠을 굶으면 살이 잘 빠진다. 그러나 30대가 되면 더 이상 그 방법도 통하지 않는다. 기초대사량도 떨어진 데다 활동량까지 줄어드니 똑같이 먹어도 배는 점점 나오고 늘 입던 바지도 맞지 않게 된다.

하지만 여기서 끝이 아니다. 현실을 정확하게 바라보고 개선의 의지를 다지고 해결책을 찾지 않으면 악순환이 반복되기 시작한다. 현실에 안주하거나 될 대로 되라고 내버려두면 몸의 형태는 더욱 자유분방해진다. 그 결과가 쌓여 자신도 참기 힘들어질 때면 사람들은 더욱 쉽고 빠른 방법에 현혹되기 시작한다. 그리고 빨리 해결할 수 있는 방법을 찾는다.

네이버 쇼핑의 데이터를 통해 다이어트 보조제나 다이어트 관련 제품들을 보면 30대의 구매 비율이 압도적으로 높다. 이런 것에만 의존하는 것은 좋은 해결책임 아님에도 발등에 불이 떨어진 터라 현실의 원인과 해결책을 제대로 찾지 못한다. 그래서 또다시 악순환이 반복되고 결국 지쳐서 포기하면 돌이킬 수 없는 40대가 기다리고 있다.

30대의 몸은 20대를 어떻게 보냈는가의 결과물이다. 20대는 기초대사량이 높아 몸을 가꾸기 좋고 근육을 성장시키기도 좋다. 20대에 잘 관리해둔 몸은 30대에 관리하기가 쉽다. 하지만 몸 관리의 황금기인 20대를 그냥 보내 버렸기 때문에 30대는 그에 맞는 결과물이 만들어진 것이다. 그렇다고 또 30대를 관리하지 않고 보내버리면 40대에는 더 좋지 않은 결과물이 만들어질 것이다.

이것은 40대가 되어서도 마찬가지다. 그렇다고 40, 50대는 방법이 없으니 손 놓고 방관하라는 말이 아니다. 말하고 싶은 요지는 몸 관리를 일찍 시작하면 시작할수록 유리하다는 것이다. 하지만 40~50대의

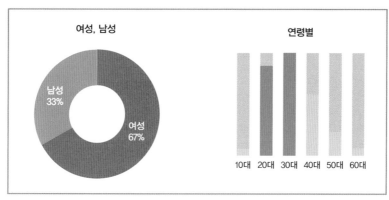

여성, 남성

남성
33%

여성
67%

연령별

10대 20대 30대 40대 50대 60대

출처 : 네이버 쇼핑 인사이트 다이어트 식품 분야 구매 데이터

회원분들이 놀랍게 변하며 건강한 삶을 찾는 모습을 많이 보았기 때문에 조금 늦게 시작한다고 불가능한 것은 전혀 아니다.

다만 시간이 지날수록 그동안의 습관과 태도를 고치는 일은 더 힘들어진다. 40년간 몸에 밴 습관과 태도를 한두 달 만에 뒤바꿔 건강한 몸을 가지는 것이 쉽겠는가? 그래서 가장 중요한 것은 꾸준히 노력하는 자세다. 그러면 어느 순간 습관과 태도가 자리 잡아서 변화에 가속도가 붙어 생각보다 빠르게 달라진 몸을 느끼게 된다.

이 책을 읽는 사람이 아직 30대라면 늦지 않았다. 지금이라도 최선을 다해서 몸의 변화를 끌어내 보자. 순식간에 사라지는 30대를 몸의 관리 없이 일만 하면서 보내면 경제적 전성기인 40대 이후에는 여기저기 켜진 건강의 빨간 불을 끄는 데 인생의 황금기를 전부 바칠 수도 있다. 우리는 30대부터는 성장을 멈추고 그동안 성장해온 몸을 소비하면서 살게 된다. 그러나 대부분 본격적인 사회생활을 시작하느라 몸 관리는 뒷전이 되어 몸을 깎아내리며 사회생활을 하는 것으로 봐야 한다. 요즘에는 30대의 젊은 나이에 면역질환이 만연하고, 성인병이라고 불리는 질환이 찾아오는 사람이 많은 이유가 그 때문이다.

몸은 안타깝게도 여분이 없다. 미래에는 인공장기나 세포 재생이 가능할 날이 오겠지만, 현재로서는 여분이 없는 몸은 건강을 잃으면 복구되기 어렵다. 그래서 현재의 건강을 당연히 여기지 말고 최선을 다해서 건강한 몸을 관리하고 지켜야 한다.

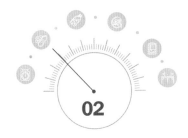

02

정신적인 힘을 길러주는
팔 굽혀 펴기와 스쿼트

모델 한혜진이 한 이야기는 다이어트를 하는 사람들 사이에서는 유명하다.

"다 벗고 거울 앞에 섰을 때 본인 몸에 만족하세요? 세상에는 내 의지로 바꿀 수 있는 일들이 별로 없어요. 사랑도 일도 내 마음대로 되지 않죠. 그런데 유일하게 나의 의지로 바꿀 수 있는 것이 있더라고요. 그게 바로 '몸 만들기'예요. 유일하게 스스로 통제할 수 있는 일이더라고요. 몸은 꾸준히 하면 절대로 배신하지 않거든요. 또 지식이나 언어를 익히는 것의 결과는 눈에 잘 보이지 않아요. 하지만 몸은 늘 장착하고 있잖아요. 나도 볼 수 있고, 남도 볼 수 있고, 그리고 실제로 만질 수 있고 결과도 눈에 보이죠. 그렇기 때문에 몸을 만드는 것만큼 남는 게 없어요. 거울 앞에 서서 건강해진 내 몸을 바라보면 정말 자존감이 확 올라가요. 성취감은 이루 말할 수 없어요."

이는 경험해 본 사람만이 할 수 있는 말이다. 그녀의 말대로 세상에는 우리 뜻대로 통제되는 일이 별로 없다. 누구나 때로는 되는 일이 하나도 없다고 느낄 때도 있을 것이다. 그런데 이럴 때일수록 많은 사람이 상실감과 공허감에 휩싸여 몸도 방치해 버린다. 상실감과 공허감은 뇌에 결핍의 호르몬을 만들어내고, 이 결핍의 호르몬으로 인해 무언가 자꾸 먹고 싶은 욕구가 생긴다. 그래서 사람들은 엄청난 칼로리의 음식들과 술을 먹고 마시며 그 상황을 벗어나려고 한다. 그러나 악순환을 만드는 행동들을 선택하면 그 수렁은 더욱 깊어지고 걷잡을 수 없게 되어 간다.

내 뜻대로 되지 않는 어려운 상황일수록 내 의지대로 통제할 수 있는 몸을 살피는 일이 더욱 중요하다. 몸을 살핀다는 것이 무슨 거창한 것을 하라는 말이 아니다. 남자라면 엎드려서 팔 굽혀 펴기를, 여자라면 앉았다 일어나는 스쿼트를 하는 것이다. 완벽하게 잘할 필요도 없다. 가동 범위를 줄이고 정자세보다 쉬운 버전의 방법으로 해도 전혀 상관없다. 단지 자신이 할 수 있는 최선의 개수를 하면 된다. 10개든, 30개든, 100개든 최선을 다함으로써 몸에서는 작은 변화가 시작된다.

그러면 화학적 호르몬인 도파민과 세로토닌 분비로 정서적으로 기분이 좋아지고 기운이 솟아난다. 몸의 변화가 결국 정신적으로 긍정적인 변화를 이끌어낸다. 그리고 운동을 마치고 양질의 단백질 음식을 섭취하면 근육 또한 성장해서 육체적인 변화도 함께 찾아온다. 2주 정도 운동을 지속하면 실제로 내적으로 또 외적으로 건강해지고 달라졌다는 느낌을 받게 된다.

그러나 모든 것이 엉망이 된 어려운 상황에서도 운동을 해야 하는 이유는 따로 있다. 바로 어려운 상황이 찾아와서 몸과 마음이 지쳐 쓰러져 있을 때 내 자신을 다시 일으킬 수 있는 힘을 길러주기 때문이다. 땅에 엎드린 상태에서 몸을 밀어 올리는 팔 굽혀 펴기는 굳은 의지와 극복의 힘을 주고, 앉았다 일어나는 스쿼트는 낮아진 자신감과 우울함을 털어내는 힘을 준다. 이렇게 내 몸을 통제하는 일은 육체를 단련시킬 뿐만 아니라, 정신적으로 단단하며 강해지도록 힘을 길러준다.

사실 이것은 나의 경험 이전에 7번의 사업 실패를 경험하고 다시 일어선 스노우폭스사 김승호 회장님께 배운 것이다. 회장님은 사업에 실패하고 힘든 때일수록 운동을 하라고 말씀하셨다. 팔 굽혀 펴기를 통해 바닥에 쓰러져도 다시 일어날 수 있는 힘을 기를 수 있다는 이유였다. 그 말을 들으며 처음에는 이젠 회장님이시니 그렇게 말할 수 있겠다고 생각했다. 그러나 50이 넘어서도 여전히 군살 하나 없는 탄탄한 몸을 유지하시는 회장님을 직접 만나 뵙고 나니 경험에서 우러난 말씀이라는 것을 알게 되었다. 나 또한 그 이야기를 들은 이후로 운동을 계속했고, 어려운 일을 겪을 때마다 운동을 통한 힘으로 다시 일어났다. 뜻대로 되지 않는 최악의 상황일수록 나는 팔 굽혀 펴기와 몸을 단련하는 일을 계속했다. 그리고 그때마다 정신적인 힘을 얻어 정말로 다시 일어설 수 있었다.

우리가 세상에서 내 뜻대로 통제할 수 있는 것은 오직 우리 몸뿐이다. 그리고 스스로를 다시 일으킬 힘을 만드는 것은 오직 우리 자신뿐이다.

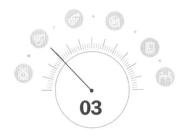

멋진 몸을 만드는 밑바탕 '시드바디'

재테크에서 가장 필요한 것이 무엇인가? 바로 '시드머니'다. 그런데 몸도 마찬가지다. 건강하고 좋은 몸을 갖기 위해서는 '시드바디'가 필요하다. 시드바디가 얼마나 준비되어 있는지에 따라 좋은 몸을 갖는 것을 더 수월하게 해준다. 시드바디는 거창한 몸을 말하는 것이 아니다. 그냥 배가 산처럼 부풀지 않고 팔, 다리, 몸통이 단단한 정도면 된다. 이렇게 기초 시드바디가 준비되면, 그 이후의 몸의 변화는 더욱 가속화된다. 시드바디를 갖추면 더 좋은 몸으로 변하는 일은 한결 수월하다는 말이다.

운동을 한 번도 제대로 해 보지 않은 평범한 배가 나온 30대 남자를 예로 들어 보자. 이 사람은 시드바디가 한참 모자란 상태이기 때문에 시드바디가 어느 정도 갖춰지기까지 많은 노력이 필요하다. 고통도 따를 것이다. 그러나 30대이면서 배가 나온 남자라고 너무 낙담하지 말라. 배가 나온 30대가 기초 시드바디가 되는 건강한 몸이 되기까지 걸리는 '시간'은 사실 그리 많이 필요하지 않다. 다만 노력이 많이 필요할 뿐이다. 오히려 어느 정도 시드바디가 갖춰진 이후 더 좋은 몸을 갖는 데 걸리는 시간이 더 많이 필요하다.

그럼 도대체 무엇 때문에 힘들다고 하는 것일까? 바로 시작하는 데 들어가는 초기 에너지 때문이다. 이제 막 운동을 시작하는 사람이라면 자기 몸에 불만도 많을 뿐더러, 운동은 재미도 없다, 또 평소 대충 막 먹던 음식이 아닌 균형을 위해 영양을 고르게 챙겨 먹는 일은 고통스럽기까지 하다. 애초에 내가 가지고 있는 좋지 않은 습관들을 뜯어고치는 데 심리적 저항이 크게 따른다. 그 심리적 저항을 이겨내는 것에 많은 에너지가 소모되기 때문에 어렵다고 말한 것이다.

운동뿐만 아니라 새로운 것을 배운다는 것은 원래 쉽지 않다. 실제로 많은 에너지를 투입해 시드바디를 만드는 데 드는 시간은 사람마다 다르지만 보통 한두 달 정도면 충분하다.

기초 시드바디가 만들어진 이후부터는 스스로의 몸에 힘이 생김을 느끼게 된다. 그러면 자신감이 붙기 시작한다. 주변에서 배가 좀 들어가고 얼굴 살이 빠졌다는 소리까지 들으면 힘이 마구 샘솟는다. 이제 운동을 해도 처음처럼 죽을 것처럼 힘들지도 않다. 나름 잘하는 것처럼 느껴지고 재미도 붙는다. 먹는 일도 이제 처음만큼 힘들지 않다. 탄수화물도 많이 절제할 수 있고, 군것질도 많이 줄어들게 된다. 이렇게까지만 된다면 이제부터 훨씬 수월하다.

이때는 더 이상 예전처럼 힘들게 노력을 쏟아붓지 않아도 상대적으로 자연스럽게 좋은 몸을 갖는 패턴을 갖게 된다. 필요한 것은 오직 시간뿐이다. 근육이 더 많이 생기고 몸이 다듬어지기까지 시간은 절대적으로 필요하다. 이제는 처음 시드바디를 갖기까지보다 시간은 더 걸리지만 처음만큼 힘들지 않다. 단지 잘 갖춰진 습관만 유지하면 되기 때문이다.

시드바디를 갖기까지 필요한 시드운동은 극히 단순하고 가짓수가 적어야 한다. 스쿼트, 팔 굽혀 펴기, 플랭크, 슈퍼맨 정도면 된다. 하루에 2가지 정도의 운동을 10~30분 안에 짧고 빠르게 끝내야 한다. 오래 붙들고 있으면 핸드폰을 보는 시간만 늘어나게 된다. 노래 3~6곡 안에 운동을 끝낸다 생각해야 한다. 가짓수가 적고 시간이 적게 투입되는 만큼 매일 짧은 시간을 정해놓고 하는 것이 좋다. 아침 시간이 편한 사람은 오전에, 그렇지 않은 사람은 퇴근 직후에 반드시 해야 한다. 하루라도 빠지면 다음 날 2배를 할 각오를 하고 매일 해야 하며, 스스로와의 약속이 되어야 한다. 그리고 핸드폰에는 오늘이 운동을 시작한 지 몇 일째 되는 날인지 계속 기록하며 동기를 부여해야 한다.

처음 운동하는 사람이 시드바디를 갖기까지는 매일 차근차근 지속해야 하는데 주변에 사공이 많으면 배가 산으로 간다. 그 많은 사공의 말에 흔들릴 시간에 시드바디를 만드는 시드운동을 계속하는 편이 낫다. 어떤 운동이 좋더라, 어떤 동작이 효과적이라고 하더라 등 주변 사람들의 말에 현혹되어 잘해오던 패턴을 잃으면 결국 다이어트에 실패하는 결과를 낳는다. 이는 특정 동작이 효과적이지 않다는 이야기가 아니다. 레벨 1에게 좋은 운동이 있고, 레벨 10에게 좋은 운동이 따로 있다. 시드바디를 갖기까지는 기본이 되는 시드운동에 집중해야 한다. 시드바디는 좋은 몸을 만들기 위한 바탕이다.

우리 속담을 모아놓은 《이담속찬》이라는 책에 "농부아사 침궐종자(農夫餓死 枕厥種子)"라는 말이 있다. 농부에게 종자(씨앗)는 모든 것의 밑천이다 라는 의미다. 그래서 종자를 베고 죽을지언정 아무리 굶주려도 종자는 먹지 않는다는 것이다. 농부가 씨앗을 목숨 걸고 지키듯이, 우리도 아무리 바빠도 시드바디를 위한 시드운동을 꾸준히 해야 멋진 몸매라는 결실을 거둘 수 있다.

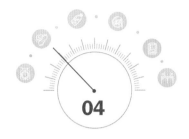

04

보기 좋은 몸매를 위해
무조건 적게 먹으면 좋을까?

나는 다이어트에 실패하고 상담을 하러 온 분들에게 반드시 묻는 것
이 하나 있다. 그동안 어떤 다이어트 식이요법을 했는지 물어본다. 그
러면 가장 많이 듣는 대답은 '굶기'다. 그다음 '닭가슴살과 샐러드',
'다이어트 도시락', '다이어트 보충제', '다이어트 한약' 이런 순이다.
요즘 다이어트라고 하면 거의 굶다시피하거나 닭 가슴살을 떠올리고,
보충제 같은 것을 떠올리는 경우가 많다.

실제로 다이어트 식단이라고 인터넷에 검색을 해 보면 수없이 많
은 식단을 볼 수 있다. 살펴보면 모두 그럴싸해 보이기 때문에 다이어
트를 결심한 사람이 그 많은 식단들 중 어떤 것을 선택해야 할지 결
정하기가 쉽지 않다. 그래서 하루에 아주 조금 먹거나 많이 알려진 닭
가슴살과 샐러드를 찾는 사람이 많다. 또 한동안 한 종류의 음식만 먹

는 원푸드 다이어트가 유행하기도 했고, 저탄고지라고 하여 탄수화물을 적게 먹고 지방을 많이 먹는 식단이 유행하기도 했다.

그렇다면 한번 생각해 보자. 살을 빼는 가장 쉬운 방법이 무엇일까? 내가 먹은 양보다 소모하는 에너지의 양을 많게 하면 된다. 흡수한 칼로리보다 소모한 칼로리가 많으면 살은 자연스럽게 빠진다. 굶기를 반대하는 입장이지만 사실 가장 살을 빨리 빼는 방법은 아이러니하게도 안 먹는 것이다. 평생 굶을 수도 없고 굶은 뒤 찾아오는 요요를 막기는 힘들지만 굶기가 가장 빠른 시간에 체중을 줄여주는 것이 사실이다. 물만 먹어도 살이 찐다고 하고 샐러드만 먹는데도 살이 찐다고 말하는 사람들에게 한 가지 실험 결과를 알려주고자 한다. '미네소타 기아실험'이다.

이것은 철저한 통제 속에서 단체의 피실험자들에게 열량을 조절해서 결과를 관찰한 실험이다. 실험 결과 안 먹으면 무조건 살이 빠졌다. 다만 사람마다 그 기간이 달라서 굶어서 효과를 보지 못한 사람들은 그 기간이 충분히 길지 않아서 안 빠졌을 뿐이다. 그러나 먹지 않는 것이 가장 빠르게 살을 빼는 방법이기는 하지만 이 방법은 지속되기 어렵다. 미네소타 기아실험의 결과에서도 지속가능하지 않은 식단은 머지않아 먹고 싶은 욕구를 억제하지 못하게 하고, 엄청난 식욕을 불러일으켜 그동안 참았던 것의 몇 곱절의 음식을 먹는 결과를 보여주었다.

하물며 텔레비전만 틀면 맛있는 음식이 눈에 보이고 음식점이 즐비한 환경 속에서 사는 우리가 굶는 것은 상당한 인내를 요구한다. 그래서 계획 없이 무작정 굶는 다이어트는 실패가 예정되어 있고, 결국 요요 현상을 부르는 지름길이다. 또한 지속가능하지 않은 극단적인 방식의 식사 방법은 건강한 몸을 만드는 데 전혀 도움이 되지 않는다.

지금의 내 몸은 그동안 내가 먹어온 음식 재료들로 만들어진 것이다. 그렇다면 앞으로 해야 할 식이요법은 답이 정해져 있다. 앞에서 운동과 영양은 마치 수레바퀴와 같다고 말했듯이, 몸을 변화시키기 위해서는 운동과 영양이 함께 균형을 이루면서 가야 한다. 그러므로 진정한 몸의 변화를 위해서는 균형 잡힌 운동이 필요하고, 균형 잡힌 영양이 필요하다.

다시 말해, 우리가 먹는 음식의 영양도 균형이 잡혀야 한다는 말이다. 균형이 잡히지 않고 한쪽으로 치우친 식이요법은 오래가지 않을 뿐더러 결국 우리 몸의 균형을 깨뜨린다. 균형을 잃은 재료를 섭취하니 그 재료들로 만들어진 몸도 균형을 잃게 되는 것은 당연하다.

1~2주 안에 특별한 이벤트가 있거나, 대회에 나가는 사람들의 경우는 예외로 하자. 이들은 단기간을 참아내고 이벤트가 끝나면 다시 원래대로 돌아가기 때문이다.

좋은 몸을 만들기 위해 식단 구성은 상당히 중요하다. 지금 선택한 식이요법을 평생 할 수 없다면 그만두는 편이 낫다. 그러나 평생 할 수 있는 식이요법을 하고 있다면, 그것은 성공으로 가는 길목에 있는 것이다.

　그렇다면 어떻게 먹어야 할까? 이 내용은 영양에 대한 약간의 지식
이 필요하기 때문에 뒤에서 전체적인 내용을 이야기하도록 하겠다.

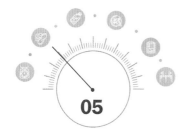

05

다이어트 중 음식도 절제하면서
인간관계도 지키는 법

다이어트를 시작하면 누구나 맞닥뜨리는 장애물이 한 가지 있다. 바로 약속과 식사 자리다. 다이어트에 집중한다고 분명 주변에 이야기했는데도 불구하고 지인들은 대수롭지 않게 생각하고는 약속을 잡는다. 개인적인 만남 외에도 사회생활을 하면서 생기는 약속을 무조건 취소할 수도 없는 법이다. 다이어트에 집중하겠다고 매번 약속을 거절하고 취소하면 인간관계에 문제가 생길 수 있다.

문제는 다이어트 중에 생긴 약속에 가기 전에는 '그래 뭐, 가서 진짜 안 먹고 잘 참고 와야지' 라고 생각하지만, 막상 맛있는 음식들 앞에서는 처음의 마음을 지키지 못한다. 맛있는 음식의 유혹 앞에서 의지는 무너져 내리고 집에 돌아오면 왜 그 순간을 참지 못했는지 꼭 후회를 한다.

그렇다면 어떻게 해야 다이어트를 유지하며 인간관계도 잘 지켜나갈 수 있을까?

먼저 상대방에게 솔직하고 강하게 이야기할 필요가 있다.

"지금 제가 정말 큰마음 먹고 운동을 하고 식이 조절을 하고 있습니다. 시작한 지는 2주 정도 되었는데 외적으로는 큰 변화가 없지만 스스로 건강함을 느끼고 실제로 살이 조금씩 빠지고 있습니다. 아직은 의지가 약해서 음식 앞에 무너질 것 같아서 근래 약속을 뒤로 미뤘지만, 오늘은 OOO님과의 관계를 지켜나가고 싶어서 약속에 나왔습니다. 혹시 괜찮으시다면 저를 조금 도와주실 수 있을까요?"

이렇게 말하고 메뉴를 내가 정하도록 부탁하면 들어주지 않을 사람은 거의 없을 것이다. 물론 친구라면 같은 방식으로 말을 좀 더 편하게 하면 된다.

"야, 내가 진짜 큰마음 먹고 운동하고 식단 조절 중이야. 시작한 지는 한 2주 됐는데 큰 변화는 안 보이지만 건강해지고 살도 조금씩 빠지고 있어. 내가 의지가 약해서 무너질까봐 오늘 약속도 미루려고 했는데 진짜 너니까 나왔다. 괜찮으면 나 좀 도와주면 안 될까?"

이렇게 이야기하고 난 뒤에 약간의 메뉴 조정을 해도 충분히 수용해 줄 것이다.

그렇다면 어떤 메뉴를 선정하는 것이 좋을까?

식사 메뉴는 다이어트를 하는 사람에게도 도움이 되고 일반인도 즐길 수 있는 공통적인 것이 좋다. 샤브샤브(칼국수와 죽은 제외), 회류(기름 많은 뱃살 제외), 해산물류, 생선구이류가 좋다. 만약 고기라면 기름이 적은 부위 즉 목살, 부채살 등등을 권한다. 나는 개인적으로 샤브샤브를 추천한다. 다이어트를 하는 사람에게 아주 좋은 식사이기 때문이다.

위와 같은 메뉴를 추천한 이유는 간단하다. 우리 몸을 구성하고 있는 단백질 섭취가 가능하고, 포만감을 채워주고, 위장운동을 활발하게 해주는 식이섬유와 비타민, 무기질이 많은 야채를 많이 섭취할 수 있기 때문이다. 게다가 맛까지 좋으니 금상첨화다. 가공식품을 먹을 때는 칼로리를 살펴보고 먹는 것이 좋지만, 자연식을 먹을 때는 칼로리에 크게 연연할 필요가 없다.

평소 몸에 어떤 재료들이 들어가는지 생각하고 먹으면 고른 영양 섭취에 도움이 된다. 탄수화물, 단백질, 지방 모두 칼로리를 가지고 있지만, 몸에서 에너지로 사용되는 우선순위가 있고 역할이 있기 때문이다. 늘 우선시해야 하는 것은 몸의 주재료인 단백질과 양질의 채소류다.

그 외 파스타나, 피자, 삼겹살, 등심, 부대찌개, 떡볶이, 면류, 디저트 등 음식 자체에 탄수화물이 많거나 탄수화물 폭식을 불러일으키는 짠 반찬과 찌개류들은 피하는 편이 좋다. 탄수화물은 아주 강한 중독성을 가지고 있다. 실제로 먹고 싶어서 먹기보다 뇌에서 일으키는 신호에 이끌려 나도 모르게 밥을 더 담게 된다. 나도 과거 탄수화물에 중독되었던 적이 있는데 밥을 대접에 가득 넘치게 담지 않으면 심적으로 만족이 되지 않았다.

부득이하게 잡힌 약속에 가서 좀 많이 먹었다고 큰 잘못을 한 것은 아니다. 어떤 것을 먹을 것인지 메뉴 선정이 더욱 중요하다. 무엇을 먹느냐에 따라 나에게도 도움이 되고 그 사람과의 관계도 더 돈독해 질 수 있다. 그러니 혼자 고민하기보다 상대방에게 진실 되게 이야기 하고 양해를 구하고 강하게 이야기하자. 물론 그렇게 말한 만큼 지키려고 노력하는 나의 강한 의지도 뒷받침되어야 한다.

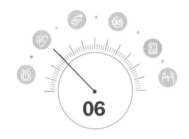

06

처음 66일간은
매일 운동하라

인간의 행동양식을 보여주는 좋은 실험이 하나 있다.

2010년, 영국 런던대학교 심리학과 제인 워들 교수의 연구팀은 일반 참가자를 대상으로 같은 행동을 얼마나 반복해야 생각이나 의지 없이 자동적 반사 행동을 하게 되는지 연구를 했다. 매일 주어진 미션을 수행할 때 만들어낸 의지로 하는 것인지, 아니면 별도의 의지 없이 반사적으로 행동하는 것인지 실험한 것이다.

그 결과는 놀라웠다. 평균적으로 단 66일이면 별다른 생각이나 의지 없이 반사적으로 행동하는 모습을 확인할 수 있었다. 66일 동안 동일한 행동을 반복하면 두뇌에 특정 행동 패턴이 인식됨으로써 자동적으로 수행하게 된다는 것이다. 이것이 바로 우리가 알고 있는 '습관'이다. 어떤 어려운 행동이든 66일간 반복하면 더 이상 처음처럼 큰 노력을 들이지 않고도 자동화되어 습관화된다는 결과다.

　새로운 습관을 66일간 매일 지속하면 자동화될 수 있다고 하니 희망적이다. 하지만 66일이라는 두 달간, 매일 운동을 지속한다는 것은 막상 시작해 보면 그다지 쉽지 않다. 나도 이미 경험한 바여서 잘 알고 있다. 또 회원님들을 옆에서 지켜보면 새로운 습관을 익히는 첫 22일은 정말 죽을 것처럼 힘들어한다. 운동과는 거리가 멀던 몸을 운동과 친해지게 만들어야 하는데 몸뿐만 아니라 마음도 격렬하게 거부한다. 정말 그만두고 싶은 마음이 간절하게 든다. 그리고 하루만 쉬고 싶다는 생각이 매일 든다. 이것은 새로운 습관으로 나를 바꾸는 것이 아니라 고문이라는 생각이 계속 떠오른다. 하지만 이때 이 속삭임을 듣고 결코 포기해서는 안 된다. 실제로 운동을 시작하고 절반이 첫 22일쯤에서 포기해 버린다. 이 22일을 포기하지 않고 버텨내면 분명한 보상이 따른다.

　두 번째 22일은 육체적으로 무언가 살짝 달라짐이 느껴진다. 팔과 다리가 단단해짐을 느끼고 평소 힘들던 운동이 조금은 쉽게 느껴진다. 무언가 이루어지고 있다는 뿌듯한 감정이 느껴지기 시작한다. 하지만 그것도 잠시, 막상 다시 운동을 시작하면 긍정과 부정의 감정이 왔다 갔다 한다. 분명 몸은 나아지고 있는 것 같은데 여전히 고통스럽고 하기 싫은 마음이 사라지지 않는다. 그리고 이제는 하루 이틀 정도는 쉬어도 괜찮을 것 같다는 생각이 든다. 이런 생각이 드는 것은 아주 당연한 일이다. 새로운 습관의 씨앗이 뿌리를 내리고 싹을 틔우는 과정이기 때문이다. 이때는 뇌에 새로운 신경회로가 만들어지고 있는 중이다. 구조적 변경으로 관성의 법칙을 깨는 중이라 혼란이 가중된다. 이는 더 나은 내가 되기 위해 알을 깨고 나오는 아주 힘든 과정이다. 하루하루 날짜를 지워가며 이 두 번째 22일만 버텨낸다면 그때는 엄청난 보상이 따른다.

마지막 22일은 가장 행복한 시간이다. 이제 첫 번째 22일과 두 번째 22일처럼 육체와 정신의 큰 고통은 뒤따르지 않는다. 몸의 변화도 느껴지고 정신의 변화도 느껴진다. 이제는 당연한 일처럼 하고 있는 스스로를 발견하게 될 것이다. 기존의 습관을 버리고 새로운 습관이 온전히 어우러져 자리를 잡는 것이다. 이제는 외관도 달라져 있다. 주변에서 알아보기 시작하기에 성취감도 든다. 스스로 만족감도 크다. 변화의 마지막은 내적으로, 또 외적으로 아름답다.

마지막 22일까지 완주하는 동안 몇 번의 실수를 할 수도 있다. 모든 것이 엉망이 된 것 같은 날들도 분명 생기게 된다. 그러나 포기하지 말아야 한다. 엉망이 된 날들이 며칠인지 체크해 보고, 빠트린 날만큼 날짜를 추가해 보충하면 된다.

그렇게 66일이 지나면 자동으로 운동하는 습관을 만드는 과정은 끝이다. 이때 강박관념에서 벗어나 잠시 성취감과 만족감에 중단하고 휴식을 취할 수도 있다. 하지만 이제는 관성이 붙어서 하지 않는 것에 대한 불편함과 불안감이 들게 된다. 그래서 자연스레 다시 운동을 하게 될 것이다. 이제 새로운 습관은 더 이상 의식적인 큰 노력이 필요하지 않다. 억지로 노력하지 않아도 자연스럽게 하게 되니 이때부터는 항상 건강한 몸을 갖게 되는 것이다.

마지막으로 주의해야 할 점이 있다. 66일 동안 운동을 하는 중에는 지나치게 혹독한 하드 트레이닝을 하면 안 된다. 운동을 처음하거나 오랜만에 시작한 사람이 다시 하고 싶은 엄두도 나지 않을 정도로 혹독하고 강한 운동으로 시작하면 첫 22일도 가지 않아 그만두게 될 확률이 높다. 그래서 아주 쉽고 어디서나 할 수 있는 한두 종목의 운동으로 시작하는 것이 좋다. 가장 권장하는 것은 스쿼트와 팔 굽혀 펴기다.

처음에는 부상을 방지하기 위해 범위를 줄이고 강도가 낮은 쉬운 버전으로 해야 한다. 스쿼트는 안전하고 쉬운 버전의 개구리 스쿼트를 시작하는 것이 좋다. 개구리처럼 앉는 자세를 만들어 엉덩이를 내가 견뎌낼 수 있는 만큼만 내려가는 것이다. 푸시업은 무릎을 대고 내가 내려 갈 수 있는 만큼만 내려가도록 한다.

첫 22일은 30개씩, 두 번째 22일은 60개씩, 마지막 22일은 100개씩 하는 것이다. 만만하게 보일 수도 있지만, 이 운동을 처음 시작한 사람에게는 30개만으로도 온몸에 알이 밴다. 그래서 처음부터 욕심 내지 말고 지속가능을 위해 하루하루 목표한 만큼만을 진행하는 것이 중요하다.

66일간 어떻게 운동하고 먹으면 좋은지 다음과 같이 자세하게 3단계로 나누어 보았다.

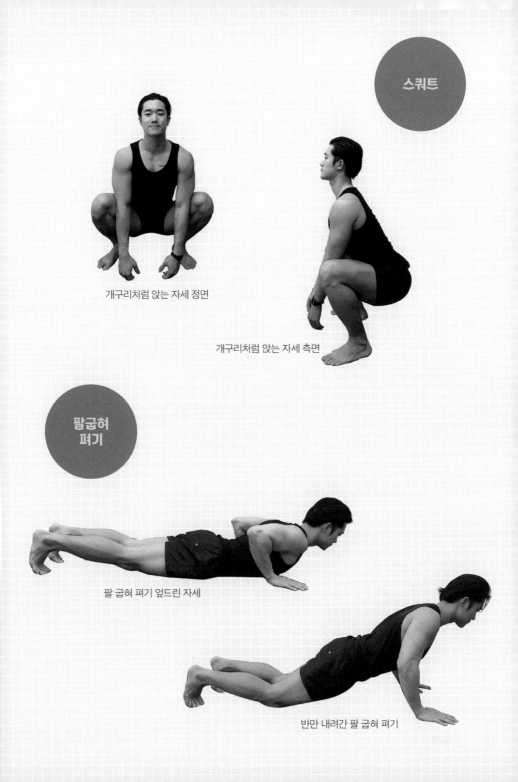

스쿼트

개구리처럼 앉는 자세 정면

개구리처럼 앉는 자세 측면

팔굽혀
펴기

팔 굽혀 펴기 엎드린 자세

반만 내려간 팔 굽혀 펴기

일자	운동	식단	주의사항
1~22일	너무 무리하게 시작하지 말아야 한다. 매일 아침이든 저녁이든 15분 정도의 시간을 만들어 보자. 뒷부분에서 소개하는 운동 5가지를 10개~30개만 실행하자. 그리고 천천히 걷기를 시작하자. 처음은 1~2km면 된다. 스쿼트 10~30개 푸시업 10~30개 당기기 10~30개 몸말기 10~30개 몸펴기 10~30개 걷기 1~2km	갑작스러운 식단 변경은 오래 지속하지 못하는 가장 큰 원인이 된다. 첫 22일은 단지 지금 먹는 밥 양을 절반으로 줄이고, 줄어든 밥에서 느끼는 허기는 더 많은 고기나 생선, 해산물, 두부, 버섯, 나물, 채소 반찬으로 채워보자. 포만감은 반드시 단백질과 채소로 채워야 한다. 첫 22일은 지속적으로 내가 먹는 음식들을 사진으로 기록하는 것이 중요하다. 내가 무엇을 어떻게 왜 먹고 있는지 파악해야 식단을 조절할 수 있다.	생각보다 쉽다고 너무 앞서나가거나 무리하면 안 된다. 첫 22일은 몸에 시동을 걸어주는 단계다. 어차피 운동은 평생 해야 하는 것이니 너무 조급하게 생각하지 말고 개수는 단 10개라도 좋으니 매일 해야 한다.
23~44일	앞선 22일을 적은 양이라도 매일 운동을 했다면, 몸은 서서히 운동에 적응한다. 더 이상 큰 근육통도 느끼지 않을 것이다. 이제는 10개 ~ 30개에서 운동량을 조금 올려야 한다. 최소 30개~ 60개까지 천천히 올려 보자. 컨디션이 좋은 날은 좀 더 해 보고 몸이 무거운 날은 최소 30개만 하는 것이다. 이제 걷는 것도 그리 힘겹지 않게 된다. 적게는 2km, 최대 4km까지 걸어 보자. 스쿼트 30~60개 푸시업 30~60개 당기기 30~60개 몸말기 30~60개 몸펴기 30~60개 걷기 2~4km	포만감을 단백질과 채소로 채우려고 노력했다면, 이제 눈앞에 펼쳐진 식단 중 내가 더 신경 써서 먹어야 할 음식들이 무엇인지 알게 된다. 실제로 몸도 가벼워짐을 느끼게 되는데 이제 좀 더 섬세하게 신경을 쓸 차례다. 흡수가 빠른 가공된 탄수화물을 최대한 줄이려 노력해야 한다. 면, 빵, 설탕, 단맛이 나는 군것질류, 그리고 단 음료까지 결국 단 것은 모두 탄수화물이다. 또 매일 제철 과일 하나 정도를 섭취하려 노력해 보자.	22일간의 노력이 생각보다 쉽게 느껴질 수도 있다. 그렇기 때문에 이제는 좀 더 스스로를 압박할 필요가 있다. 운동 강도는 좀 더 높이고 식이요법은 좀 더 섬세하게 예민해져야 한다. 결국 균형 잡힌 영양소를 섭취하고, 몸의 근육들을 골고루 사용하고, 지방이 연소되는 유산소 운동을 겸하는 것만이 영원하고 건강한 다이어트 방법이다.

45~66일

이제 마지막 22일이다. 두 달이라는 시간 동안 매일 운동을 한다는 것은 엄청난 집중이 필요하다. 방해 요소도 많았을 것이고, 스스로에게 핑계를 댔던 날도 있을 것이다. 이 마지막 22일만 잘 버틴다면 분명 엄청난 보상이 따른다. 운동 자체가 어렵진 않지만 귀찮아지는 날들이 많아졌을 것이다. 그럴수록 집중력을 잃지 말아야 한다. 궁극의 100개의 운동이 기다리고 있다. 컨디션 좋은 날은 100개에 도전해 보자.

하루에 한 시간 정도의 4~6km를 걸으면, 지방 연소는 더욱 가속화된다.

스쿼트 70~100개
푸시업 70~100개
당기기 70~100개
몸말기 70~100개
몸펴기 70~100개
걷기 4~6km

음식의 영양소를 파악하고 잘 챙겨먹고 살펴서 먹으려 노력했다면, 이때쯤이면 허리둘레가 줄어들고 몸이 탄탄해짐이 느껴진다. 여전히 시간이 지날수록 단백질 함량이 중요하다. 운동량이 늘어나고 근육에 자극이 더해질수록 근육을 회복시켜줄 재료가 더욱 중요하다. 그래서 단백질 양에 계속 주의를 기울여야 한다. 단 음식들은 점점 거리를 두어야 하는데 절대 먹지 말라는 것은 아니다. 부득이하게 먹게 될 경우 그날의 다른 식단과 다음 날의 식단에 좀 더 절제를 하면 된다. 스스로의 식단을 돌이켜보기 위해서는 사진 찍는 습관이 여전히 중요하다.

드디어 마지막 단계다. 뿌듯하고 자랑스러운 감정도 들고, 마지막까지 잘 할 수 있을까 두려움이 생길 수도 있다. 또 한편으로 이것이 끝나면 내가 포기해버리진 않을까 걱정도 될 것이다. 그러나 이렇게 66일을 매일 하다 보면 과거의 엉망인 모습으로 돌아가는 일도 쉽지 않다. 66일간 해왔던 습관으로 인해 마음속에 나도 모르는 사이 감시자가 생기게 된다. 모든 것을 포기하고 예전으로 돌아가고 싶을 때 감시자가 마음속에서 끊임없이 괴롭힐 것이다. 66일을 버텨낸다면 당신은 이제 예전으로 돌아갈 수 없을 것이다.

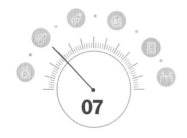

몸과 마음의 긴장을 풀어주는
진정한 휴식을 하자

지속가능하고 현실적인 방법으로는 운동을 매일 지속하는 것이 가장 이상적이다. 하지만 그럼에도 쉬어야 하는 순간이 있다. 운동과 휴식은 우리의 몸과 마음의 균형을 맞추도록 돕는 열쇠다. 회원님들 스케줄 관리를 하다 보면 갑자기 몸이 아프다고 나오지 못하는 경우가 있다. 피로 누적으로 감기 몸살에 걸렸거나, 일이 너무 고돼서 육체가 지쳐 버린 경우다.

육체가 지쳐 힘들고 아픈 경우는 휴식을 취해야 한다. 수면을 충분히 취하고, 따뜻한 물로 씻고 몸을 따뜻하게 해서 회복 속도를 높이고, 좋은 영양소를 섭취해서 좋은 재료를 몸에 공급해줘야 한다. 그러고 나면 마음이 행복해지고 기분이 좋아지는 것을 해야 한다. 예를 들어 기분이 좋아지는 음악이나 영화, 동기부여가 되는 동영상이나 책을 읽는 것이다. 육체가 힘들 때는 휴식을 취하면서 마음을 따뜻하고 강하게 해줘야 한다.

반면에 스트레스를 받아 머리가 복잡하고 마음이 힘들다면 몸을 강하게 단련해야 한다. 회원님들 중 일 때문에 스트레스를 심하게 받거나, 인간관계 때문에 힘들어하거나, 마음에 큰 짐이 되는 일이 생기면 나는 육체를 강하게 단련하고 힘들게 하는 운동을 권한다. 스트레스를 받는다는 것은 곧 영혼에 필요 이상의 많은 무게가 실렸다는 말이다. 스트레스를 받으면 머리가 복잡해지고 안 좋은 생각들이 계속해서 꼬리를 물고 더욱 어두운 생각 속으로 침잠하게 된다. 또 속상한 일이 생기거나 일이 뜻대로 되지 않을 때 마음이 침울해지면서 몸에 힘이 쭉쭉 빠진다. 계속 이런 감정 상태에 빠져 있으면 일상에 지장이 생길 만큼 몸도 축축 처지게 된다. 그런 상태가 지속되면 마침내 슬럼프로 이어지게 된다.

상황을 개선해 나가는 방법은 매우 간단하다. 땀이 나고 숨이 가빠지도록 운동을 하면 된다. 운동을 하면 우리 몸에서는 도파민과 세로토닌이 분비된다. 이는 뇌의 신경전달 물질인데 뇌를 활성화해 최적화해주고 행복한 기분이 들도록 한다. 한 동작 한 동작 운동에 집중하다 보면 스트레스를 주는 일들은 머릿속에서 사라지고 개운함과 만족감, 상쾌함이 남게 된다. 영혼의 무게를 가볍게 하기 위해 불필요한 것들이 내 안에 자리 잡지 못하도록 활력에너지와 긍정의 기운으로 채워 넣어야 한다. 그래서 나는 기분이 좋지 않고 가라앉는 날은 오히려 움직이며 몸을 쓰려고 노력한다. 의사들이 우울증 환자들에게 항상 운동을 권하는 이유도 이 때문이다. 또 예로부터 운동인들과 무술인들이 잡생각이 많아지면 더욱 격하게 운동을 하는 것도 이런 이유 때문이다.

그런데 요즘 현대인의 삶에는 운동이 결여되어 있는 경우가 많다. 하루 일과가 끝나면 너무 지치고 피곤해서 대부분 쉬고 싶어 한다. 퇴근 후 자신의 모습을 한번 돌아보라. 씻고, 먹고, 텔레비전을 보다가 누워서 핸드폰을 보는 것이 루틴이 되어 있지 않은가? 생각해 보면 피로를 푸는 방법으로 텔레비전을 보거나 핸드폰을 보고 있을 것이다.

그러나 피곤한 저녁 시간에 전자기기를 보면서 잠을 청하면 전자기기의 청색광이 수면을 유도하는 호르몬인 멜라토닌의 분비를 방해해서 수면의 질을 떨어뜨린다. 다음 날 아침에 잠자리에서 일어날 때는 당연히 개운하지 않다. 하루의 시작부터 몸이 무겁고 힘겹다. 엉망이 되어버린 수면은 하루 종일 피곤함을 느끼게 하고, 카페인에 의존하게 한다. 결국 이렇게 피로가 누적되어 악순환이 반복된다.

운동과 휴식이 몸과 마음의 균형을 맞추는 데 중요한 열쇠라고 말했지만, 요즘 현대인들이 말하는 휴식은 사실 휴식이 아니다. 피곤한 몸을 이끌고 집에 돌아가 텔레비전이나 스마트폰만 보고 있는 것은 결론적으로 퇴근 후에도 또다시 몸을 혹사하는 것이다. 그런 몸의 상태로 일터로 나가서 피곤하고 예민한 몸으로 일을 하니 스트레스가 쌓일 수밖에 없다. 그 결과 영혼에 불필요한 것들이 가득해지고, 머리는 더 복잡해지면서 마음도 함께 힘들어진다.

이런 악순환을 끊는 가장 좋은 방법으로 나는 운동을 권한다. 거창한 운동보다는 앉았다 일어나는 스쿼트 그리고 걷기 정도를 권한다. 우리 몸의 근육의 절반 이상이 다리에 있다. 앉았다 일어나는 스쿼트 한 동작만으로 우리 몸의 절반 이상의 근육을 사용할 수 있다. 많은 칼로리를 소모하는 것은 물론 짧은 시간 대비 효율이 높다. 약 10분 간 스쿼트를 본인의 능력에 맞는 개수로 하고 나서 걷기를 하자.

걷기는 부상이 없는 정말 좋은 방법이자 언제 어디서나 할 수 있는 운동이다. 30분 정도만 걸으며 산책을 다녀오자. 30분이면 약 3km를 걸을 수 있다. 자주 가는 동선이나 집에서 가까운 공원을 돌아보면 생각했던 것보다 기분도 좋아지고, 집에 와서 샤워를 마쳤을 때 그 개운함은 뭐라 말할 수 없을 것이다. 걷기는 아무것도 아닌 것 같지만 전신의 근육을 활성화시켜 많은 에너지를 소모할뿐더러 실제로 지방을 연소시키는 데 매우 효과적이다.

아이러니하게도 몸에 활력을 불어넣기 위해 휴식을 하는 것인데, 잘 쉬기 위해서는 육체를 사용해야만 한다. 고된 하루를 마치면 소파에 누워 쉬고 싶을 테지만, 누워서 텔레비전과 스마트폰을 보는 것이 진정한 휴식이 아님을 알아야 한다. 지금 당장 책을 덮고 일어나 스쿼트를 하고 산책을 다녀오면 어떨까?

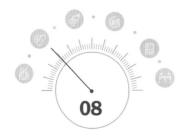

운동은 몸뿐 아니라
뇌도 활성화한다

다이어트를 너무 하고 싶지만 의지가 따라오지 못해서 다이어트를 하는 척하는 사람들이 있다. 그들에게는 다이어트를 해야 하지만 지금 다이어트를 할 수 없는 이유가 너무나 많다. 요즘 회사가 너무 바빠서 운동할 여유가 없고, 다음 주엔 회식과 약속, 각종 모임이 많아서 안 되고, 다음 달에 친구와 여행 일정이 잡혀 있어서 또 안 된다.

그렇다고 아무것도 하지 않는 것은 아니다. 인터넷에서 각종 다이어트 정보와 운동법, 빨리 살을 빼는 법, 단기간에 다이어트 하는 법 등을 열심히 찾아보고, 근처 PT 수업에 참가하기도 한다. 마음은 간절하나 몸은 따로 노는 경우다.

또 다이어트를 하다 보면 스스로 '자위(自慰)', 즉 자기 위로를 하고 싶을 때가 온다. 식사가 더 이상 통제되지 않고, 운동은 힘들어서 하기 싫고 대신 대리 만족으로 다이어트 성공 사진이나 운동 영상, 다이어트 동기부여 문구 등을 찾아본다. 몸과 마음이 균형을 잃고 따로 노는 상황이다.

이럴 경우 다이어트를 하는 척하지 말고 어떠한 운동이라도 시작해 보자. 심지어 걷기 운동이라도 시작하자. 또 스쿼트는 어디서나 할 수 있는 운동이다. 꼭 헬스장에 가서 기구를 사용하고, 무거운 덤벨을 사용해야만 운동을 하는 것이 아니다, 몸은 매우 정직하다. 스스로 노력하는 만큼 변한다. 몸을 만드는 과정은 지극히 일차원적이어야 한다. 그냥 균형 잡힌 영양소를 잘 챙겨서 먹고 꾸준히 운동하기, 그리고 잘 자면 된다. 이것이 전부다. 운동 코치를 찾아가더라도 기본이 된 몸으로 가는 것과 기본도 안 된 상태로 가는 것은 코치에게 받을 수 있는 교육의 질이 달라진다. 그러니 간단한 운동으로 기본은 만들고 배움을 요청하자.

다이어트를 하면서 애초에 타고난 몸매의 사람들과 스스로를 비교하지 말자. 솔직히 천성적으로 좋은 몸을 타고나는 사람들이 있다. 대부분의 사람은 좋은 몸을 타고 나도 노력하지 않아 후천적으로 망가지는 경우가 많은데, 노력도 열심히 하는 사람들도 있다. 그런데 일반인이 타고난 사람을 이길 수 있는 법은 변함없는 지속뿐이다. 변함없이 지속하다 보면, 적당히 좋은 몸을 가진 일반인은 아주 쉽게 타고난 사람들의 몸을 뛰어넘을 수 있다. 그러나 그렇게 되기 위해서는 반드시 매일 15분 정도의 운동을 해야 한다. 운동을 매일 15분씩 하는 것이 1주일에 한두 번 2시간씩 운동을 하는 것보다 훨씬 효율적이다. 매일이 아니라 일주일에 한두 번 하는 것은 가끔 상황에 따라 핑계 대기도 쉽고 잊기도 쉽다.

한 의사가 이런 말을 했다. "모든 약을 다 먹는 것보다 더 효과적인 것이 하나 있다면, 그것은 바로 운동이다."

나는 사람들을 건강하게 만드는 것이 직업이지만, 아무리 공부하고 찾아봐도 운동만 한 것이 없다. 운동을 하면 면역력이 올라가는 것은 누구나 아는 사실이다. 적당한 운동과 균형 잡힌 영양을 챙긴다면 웬만한 질병에 대항할 수 있는 힘이 생긴다. 또 신경학자이자 뉴욕대 의대 교수인 로돌포 리나스 교수의 말에 따르면, 뇌는 본디 움직이기 위해 존재한다고 한다. 멍게를 예로 드는데, 멍게는 살아갈 자리를 잡기 전까지 뇌가 존재한다고 한다. 그런데 적당한 장소를 찾아 정착하면 자신의 뇌를 소화하기 시작한다. 정착을 한 이후에는 더 이상 움직일 필요가 없고, 능동적인 움직임을 제어하는 뇌가 필요하지 않기 때문이다. 결국 뇌의 존재의 목적은 움직임이다.

우리가 운동을 통해 몸을 충분히 움직이지 않는다면, 뇌는 죽어가는 것과 다를 바 없다. 운동은 단순히 살을 빼기 위해서만 하는 것이 아니다. 다른 생물과 다른 고등 생명체인 인간은 그 존재의 존엄성을 뇌를 빼놓고 말할 수 없다. 몸뿐 아니라 뇌의 활성화를 위해서도 꾸준히 운동을 할 필요가 있다.

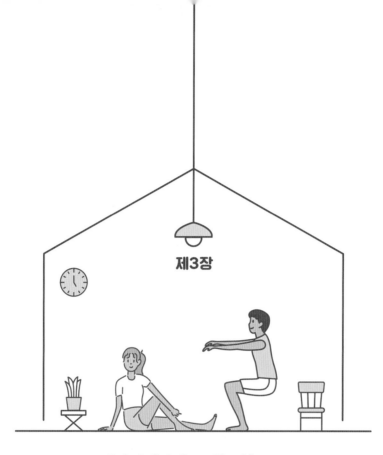

제3장

알아야 제대로
뺄 수 있다

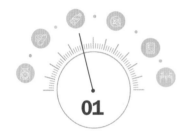

혈액 순환이 잘되야 살찌지 않는 체질을 만들 수 있다

자연계에 이유 없이 존재하는 생명이 없듯이, 우리 몸도 마찬가지다. 우리 몸에서 일어나는 일들 중 어느 하나라도 중요하지 않은 것이 없다. 하지만 유독 강조하고 싶은 다음의 세 가지가 있다.

혈액 순환, 영양, 수면

만약 당신의 몸을 평생 건강하게 지켜나가고 싶다면, 이 세 가지는 기본 중의 기본이기 때문에 반드시 주의를 기울여야 한다.

먼저 혈액 순환을 살펴보자. 혈액은 크게 영양소 및 대사산물의 운반, 산소 공급, 면역을 담당한다. 그 밖에도 혈액은 많은 역할을 담당하고 있지만 여기서는 혈액 순환의 중요성을 설명하기 위해 중요한 것만 간략하게 이야기하겠다. 먼저 혈액의 구성에 대해 알아보자. 혈액은 혈장과 혈구로 나뉜다. 우리가 피부에 무엇인가 나서 짜면 피가 나오고 나서 노랗게 나오는 그 액체가 혈장이다. 혈장은 영양소와 대사산물들의 운반을 담당한다. 혈구는 백혈구와 적혈구, 혈소판이 있다. 백혈구는 면역을 담당하고, 적혈구는 산소 공급을 담당한다.

만약 혈액 순환이 잘 되지 않으면 우리 몸에는 어떤 일이 일어나는가? 체내의 영양소들이 뇌를 비롯해 각 장기와 근육에 제대로 공급되지 않아서 각 기관이 제대로 활성화되지 못해 제 기능을 하지 못한다. 또 섭취한 열량이 제대로 사용되지 않을 뿐만 아니라 대사산물들도 제대로 처리되지 않아 노폐물이 쌓여 지방이 더욱 축적된다. 또한 뇌, 각 장기, 근육에 산소 공급이 원활하지 않아서 뇌는 멍한 상태가 되고 정신이 맑지 않을 것이다. 근육은 쉽게 피로를 느끼며 활력도 없고 피부색 또한 좋지 않을 것이다. 거기에 면역을 담당하는 백혈구가 여기저기 잘 돌아다니지 못해 기능이 떨어져서 면역력이 떨어지며 각종 염증과 바이러스, 질병에 노출된다. 이뿐만 아니라 혈액 순환이 잘 안되면 우리 몸에서 나타나는 증상은 일일이 말할 수 없을 정도다

그렇다면 혈액 순환을 잘 되게 하는 방법은 무엇일까? 혈액 순환이 잘 되도록 하기 위해서 특별한 방법이 있는 것이 아니다. 얼마든지 쉽게 할 수 있는 일들이어야 한다.

첫째, 수분 섭취다. 우리 몸은 60% 이상이 물로 되어 있다. 또 혈액의 90% 이상이 물이다. 만일 우리가 충분한 수분 섭취를 하지 않으면

혈액 속 물의 양도 줄어든다. 그러면 혈액은 상대적으로 점성이 높아지고 혈액 순환이 제대로 이루어지지 않는다. 혈액이 걸쭉해지면 혈관을 막는 덩어리들이 만들어지기 쉬운 환경이 된다. 전 세계 사망률 1위의 원인이 바로 심혈관계 질환이다. 단순히 물을 잘 마시는 것만으로 우리는 면역력을 높일 수 있고, 뇌와 장기, 근육, 피부에 산소도 더 잘 공급할 수 있으며, 대사도 원활하게 할 수 있다. 그래서 수많은 전문가들이 물을 많이 마시라고 거듭 강조하는 것이다.

물은 내 체중에 0.33L를 곱해서 그 양을 마시면 된다. 하지만 물 마시기는 생각보다 쉽지가 않다. 그래서 개인 물병을 필수적으로 갖고 다녀야 한다. 습관을 들이는 초반에는 개인 물병에 포스트잇을 붙여 놓고 먹어야 할 시간을 체크해서 정해진 양을 일부러 신경 써서 마시는 것이 좋다.

둘째, 체온 유지다. 체온을 따뜻하게 유지하는 것은 혈액 순환의 가장 기본이다. 열화상카메라로 우리 몸을 보면, 체온이 떨어진 부위는 파란색과 초록색으로 나타난다. 따뜻한 부위는 빨간색과 노란색으로 보인다. 체온이 떨어지면 당연히 혈액 순환이 잘 되지 않는다. 반대로 혈액 순환이 잘 안 되는 신체 부위를 만져 보면 차갑다. 성인의 평균 체온은 36~37도 사이이다.

체온을 따뜻하게 유지할수록 우리 몸에는 이점이 많다. 신진대사가 빨라지고, 체내의 각종 호르몬과 효소들이 효율적으로 움직여 우리 몸을 건강하게 만든다. 궁극적으로 혈액 순환이 잘 됨으로써 면역력

증가와 에너지 및 대사 증가, 산소 공급의 원활로 인해 활력이 솟아난다. 몸만 따뜻하게 해도 이런 이점이 있다.

그래서 여름에 덥다고 에어컨을 끼고 있고, 겨울에는 귀찮고 번거롭다고 껴입지 않고 춥게 다니는 것은 건강에 해로운 매우 안 좋은 습관이다. 따뜻한 기운은 항상 위로 가려고 하고, 차가운 기운은 아래로 내려가려고 한다. 그래서 특히 발은 따뜻하게 보호할 필요가 있다. 그러면 발의 따뜻한 기운이 위로 올라가고 머리의 차가운 기운은 아래로 내려와 기와 혈의 순환이 원활해진다. 발이 제2의 심장이라는 하는 것은 이런 이유다. 예로부터 내려오는 건강을 유지하는 비결에 '두한족열, 수승화강'이란 말도 같은 맥락이다. 머리는 차갑게 발은 따뜻하게, 차가운 기운은 위로 뜨거운 기운은 아래로 내려가야 건강을 유지할 수 있다.

셋째, 운동이다. 운동을 하면 혈액 순환이 잘 되는 것은 누구나 알고 있을 것이다. 몸 구석구석의 근육을 사용하게 되면 각 근육들이 혈액을 요구하므로 우리 몸 전체에 혈액이 돌게 된다. 운동을 하면 할수록 근육들이 자꾸 혈액을 요구하게 되니 우리 몸은 자연스레 혈액 순환이 잘 되는 몸으로 바뀌게 된다. 거기에 영양을 잘 보충해서 근육량이 점점 늘어나게 되면 혈액 순환은 더욱 잘되고 대사량도 증가해 살이 잘 찌지 않는 체질로 변한다. 마찬가지로 면역력도 증가하며 몸 구석구석 산소 공급도 잘되어 활력이 넘치고 얼굴색이 좋아진다.

운동은 언제 시작해도 늦지 않다. 지금 책을 든 채로 바로 앉았다 일어나기를 시작해 보자. 앉아 있다면 배에 힘을 꽉 주었다 푸는 동작을 5회 실행해 보자.

　다이어트를 하거나 건강 관리를 하면서 혈액 순환을 간과하는 경우가 매우 많다. 다시 말하지만 기본이 결여되면 절대 오래갈 수 없다. 기본을 등한시하면 결과적으로는 실패하고 만다. 다이어트와 건강 관리도 절대 기본을 잊으면 안 된다. 그리고 아는 것을 행동으로 옮기는 일은 더 중요하다.

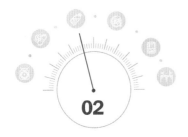

멋진 몸매를 만드는
식이 요법

우리의 몸은 지금까지 우리가 먹은 재료로 만들어진다. 당장 옷을 걷어 올리고 몸을 살펴보자. 어떤 재료를 그동안 먹어왔는지 쉽게 알 수 있다. 지금부터 내 몸을 구성할 재료들을 바꾸면 내 몸도 따라서 바뀌게 된다.

이 책에서 영양에 대해 모두 이야기할 수는 없지만, 아주 기본적인 영양지식만 알아도 건강에 필요한 영양소를 고루 섭취할 수 있다.

우리 몸에서 필요로 하는 가장 기본적인 다음의 6대 영양소에 대해 알아둘 필요가 있다.

> 탄수화물, 단백질, 지방, 무기질, 비타민, 물

우리 몸이 건강하기 위해서는 이 6대 영양소를 고르게 섭취하는 것이 중요하다. 영양에 대해서 잘 모르는 일반인이 막상 영양을 잘 챙기려 해도 잘 몰라서 잘못된 방식으로 식단을 준비하거나, 애초에 몰라서 아예 식단에 대한 관심을 끊기도 한다. 그래서 가장 현실적이고 알기 쉬운 방법을 소개하겠다.

먼저 기본적인 6대 영양소에 대해서 간단하게 알아보자.

탄수화물이 우리 몸에서 하는 일은 무엇인가? 우리 몸 전체에 주된 에너지원으로 사용된다. 탄수화물은 가장 단순하게 분해되면 당이 된다. 포도당이 가장 기본적으로 쓰이는 당이다. 우리가 알고 있는 곡물과 곡물들로 만든 것들 그리고 채소들은 대부분 탄수화물이다. 거기에 우리가 먹는 단 음식들도 대부분 탄수화물이다. 그런데 에너지원으로 쓰이는 탄수화물을 과하게 섭취하면 지방으로 변환되어 축적이 된다.

단백질이 우리 몸에서 하는 일은 무엇인가? 우리 몸을 구성한다. 우리 몸은 60% 이상이 물로 이루어져 있다. 우리 몸은 물로 찬 단백질 주머니라고 할 수 있다. 그래서 우리 몸에서 단백질의 역할은 매우 중요하다. 머리카락, 피부, 근육, 장기, 조직, 호르몬 등 단백질이 필요하지 않은 곳이 거의 없다.

단백질은 분해되면 아미노산이 된다. 아미노산의 종류는 22가지로 체내에서 많은 일을 한다. 22가지의 아미노산 중 체내에서 합성되지 않고 음식을 통해서 섭취해야만 하는 필수 아미노산은 9종이다. 그래서 각종 다양한 단백질 음식들을 잘 챙겨 먹어야 한다. 우리가 운동을 한다면 강도에 따라 다르지만, 단백질을 체중 곱하기 1~2g 정도 먹어야 한다. 너무 과하게 섭취하면 섭취한 단백질도 지방으로 변환될 수 있다.

지방이 우리 몸에서 하는 일은 무엇인가? 살을 찌우는 주범이라고 생각할 수 있겠지만, 지방도 우리 몸에서 중요한 일을 담당하고 있다. 지방은 우리 몸을 이루는 기본 단위인 세포를 둘러싸고 있는 세포막의 구성 성분이다. 그리고 지용성 비타민의 운반과 흡수를 돕고, 생체 기능 유지에도 중요한 역할을 한다. 인간은 다른 영양소를 지방으로 변화시켜 저장하는 기능도 있지만, 몇몇 종류의 필수 지방산은 음식으로 섭취해야 한다. 대체로 해산물류에 많이 존재한다.

무기질은 미네랄이라고도 부른다. 인체를 구성하는 중요한 요소인 무기질은 칼슘, 인, 마그네슘, 칼륨, 나트륨, 염소 그리고 미량 원소로서 철, 구리, 황, 요오드, 망간, 코발트, 아연 등이 있다. 모든 무기질은 주로 뼈나 이 같은 경조직을 구성하고, 근육이나 장기, 혈액에서 중요한 역할을 한다. 그 밖에 생체 기능의 많은 부분을 조절한다. 마찬가지로 자연식을 골고루 섭취해야만 결핍되지 않는다.

비타민은 '생명력(vital)을 가진 아민(amin) 물질'이라는 뜻을 가지고 있다. 신체의 정상적인 기능과 성장 및 유지를 위해 음식을 통해 미량을 섭취해야 하는 필수적인 유기물질이다. 비타민은 탄수화물 · 지방 · 단백질과는 달리 에너지를 생성하지 못하지만 몸의 여러 기능을 조절한다. 대부분은 효소 또는 효소의 역할을 보조하는 조효소의 구성성분이 되어 탄수화물·지방·단백질·무기질의 대사에 관여한다. 화학반응에 직접 참여하지 않기 때문에 소모되는 물질이 아니어서 비타민의 필요량은 매우 적다. 하지만 소량이라 할지라도 필요량이 공급되지 않으면 영양소의 대사가 제대로 이루어지지 못하므로 중요한 6대 영양소에 포함된다.

지금까지 6대 영양소를 알아보았다. 그렇다면 어떻게 해야 6대 영양소를 골고루 잘 먹을 수 있을까?

간단하게 이렇게 기억하자. 탄단채과유. 탄수화물, 단백질, 채소, 과일, 유제품을 말한다.

이와 더불어 섭취 비율을 알아야 한다.

탄수화물 1, 단백질 2, 채소 2, 과일 1, 유제품 1

이는 간단하게 눈으로 가늠할 수 있는 비율이다. 일반인들이 각 식품별 그램을 측정하거나 계량을 정확하게 해서 매끼 식사를 먹을 수는 없는 법이다. 그렇게 하면 지속하기도 힘들다. 그래서 대략적으로 눈으로 그 비율을 확인하고 하루의 식사 중 부족한 것들을 더 챙길 수 있도록 하는 현실적인 방법으로 섭취해야 한다.

물론 이 방법이 100퍼센트 정확하고 정답은 아니지만, 이제까지 나도 그 방법을 취하고 있다. 또한 회원님들에게도 이 방법을 알려주자

나중에는 무엇을 먹고 먹지 말아야 할지, 어떤 비율로 식사를 해야 할지 스스로 조절할 수 있게 되었다. 매 끼니마다 정확하게 비율을 맞출수는 없지만, 하루가 지났을 때 내가 먹은 식단을 사진으로 찍어 놓고 비교해 보면 대략적으로 오늘 섭취한 것들의 비율을 알 수 있다.

탄단채과유에서 말하는 탄수화물은 우리가 일반적으로 알고 있는 곡물로 만든 것들 이외에 단 음식들도 포함된다. 밥, 빵, 면, 떡, 과자와 뿌리채소인 감자, 고구마, 그리고 단맛의 군것질류와 음료도 포함한다. 탄수화물은 섭취 비율로 적어둔 1보다 적으면 적을수록 좋다. 다만 너무 적게 먹어 현기증이나 무기력감을 느낄 때는 일시적으로 추가로 섭취해도 된다.

탄수화물 양을 줄이는 것은 생각보다 매우 힘들다. 탄수화물의 감칠맛이 계속 먹고 싶은 충동을 불러일으키기 때문이다. 또 반찬이 짜거나 자극적인 양념이 되어 있으면 밥을 많이 먹는 경우가 있는데, 그럴 때는 채소나 두부를 이용해서 입속 간을 맞추는 편이 좋다. 탄수화물을 줄이는 데는 아주 강한 정신력이 필요하다. 약간의 무기력감은 일시적일 수 있기에 2주 정도는 지속적인 인내가 필요하다.

탄단채과유 중 단백질은 굉장히 다양하게 섭취할 수 있다. 우리가 일반적으로 알고 있는 육류, 해산물류, 생선류, 콩류, 버섯류 등 다양하기 때문에 얼마든지 메뉴 선정을 할 수 있다. 육류 단백질을 섭취할 때는 가급적 기름이 적은 것을 선택하는 편이 좋다. 닭고기는 닭가슴살, 돼지고기는 삼겹살보다는 목살, 소고기는 꽃등심보다는 기름기가 적은 부위들, 부채살, 척아이롤 등 하얀 부분이 없는 고기들이 좋다. 기름은 지방이고 먹으면 축적된다고 생각하면 된다.

해산물류와 생선류는 웬만하면 모두 좋다. 참치 뱃살과 같은 기름기가 가득한 부위를 선택하는 것이 아니면, 선택하기 좋은 것들이 매우 많다. 바다에서 나는 단백질들은 적극 추천한다. 오징어나 황태 같은 음식도 매우 좋다. 가장 구하기 쉽고 가성비 좋은 계란은 노른자를 포함해서 최대 3개를 먹고, 그 이상은 흰자만 먹는다. 그 밖에 콩류와 버섯류들이 있다. 이러한 단백질 식품군에서 6대 영양소 중 단백질과 미네랄, 비타민 등을 섭취할 수 있다.

탄단채과유 중 채소는 뿌리채소를 제외한 우리가 알고 있는 모든 채소를 말한다. 채소는 가리지 말고 무조건 많이 섭취하는 편이 좋다. 섭취 비율로 적어둔 2보다 많이 먹어서 손해 볼 것이 없다. 채소에서 탄수화물도 얻을 수 있는데 채소에 함유된 탄수화물은 비수용성 식이섬유들이 많다. 쉽게 말하면 탄수화물이기는 하지만 당으로 전환되지 않고 건더기 상태로 변으로 나온다는 것이다. 열량으로 변환되지 않아서 많이 먹어도 살이 찌지 않는다. 오히려 소화되는 과정에서 어떤 채소들은 본연의 칼로리보다 더 많이 소모되는 경우도 있다. 무기질과 다양한 비타민들도 많이 섭취할 수 있다는 장점이 있다.

탄단채과유 중 과일은 제철 과일을 말한다. 제철 과일은 그 계절과 시기에 적절하게 재배되는 것이어서 무기질과 비타민이 많이 함유되어 있다. 과일의 과육과 섬유질에 탄수화물도 많이 함유되어 있기에

너무 많이 섭취하면 당분이 지방으로 전환될 수 있어서 섭취 비율을 1이라 정해두었다.

탄단채과유 중 유제품은 질 좋은 우유, 치즈, 요거트 등을 말한다. 이를 통해 무기질과 비타민, 지방을 섭취할 수 있다. 유제품도 하루 우유 한 잔 또는 치즈나 요거트 제품 한 개 정도면 된다. 과하게 섭취하면 지방 섭취도가 높아지기 때문에 적당히 조절하는 것이 좋다. 요거트는 달지 않은 것으로 선택해야 한다.

6대 영양소 중 하나인 물은 체중 곱하기 0.33L를 계산해 하루에 잘 나눠서 섭취할 수 있도록 한다.

그런데 탄단채과유 중 유독 단백질만은 그램을 측정해야 하는데 이것도 눈대중으로 대충해 보면 된다. 먼저 운동을 매우 열심히 한다는 가정하에 '내 체중 X 1.5g'을 해 보자. 나는 운동을 하는 사람이므로 1.5g을 곱해서 측정한다. 70kg이니 하루 섭취해야 할 단백질양은 약 100g이다. 혹시 살이 많이 찐 여성의 경우 비현실적인 단백질 섭취량이 나올 수 있다. 그런 경우에는 자기 키에서 100을 뺀 뒤 곱하기 1.5g을 해 보자. 대략적으로 70~90g 정도일 것이다.

각 단백질 식품마다 100g당 얼마의 단백질이 있는지 계산해 보면 계란은 한 알에 약 5g , 육류는 100g당 약 20g, 해산물도 100g당 약 20g으로 계산하면 편리하다. 일일이 측정해서 먹기는 너무 번거롭기 때문에 일반인에게 가장 현실적으로 체크하는 방법을 말하는 것이다.

예를 들어 나처럼 하루에 100g의 단백질이 필요한 사람이라면, 육류만 놓고 봤을 때 약 500g을 섭취해야 한다. 육류 500g은 적은 양이 아니다. 그래서 어떻게 섭취할 것인가 미리 식단 계획을 짜는 것이 중요하다. 한 번에 육류 500g을 다 먹게 되면 흡수율도 떨어지기 때문에 아침, 점심, 저녁으로 나누어 식사 계획을 잘 세워야 한다.

그래서 나는 회원님들에게 아침에는 보통 계란프라이 3~5개와 우유 한 컵, 과일을 추천한다. 그리고 점심에는 육류나 해산물, 생선 위주에 채소를 곁들인 식사를 권하며 밥은 반 공기만 권한다. 그리고 오후에 출출하다면 간식으로 구운 계란이나 오징어, 육포, 쥐포, 방울토마토 등의 단백질과 채소, 과일 등의 섭취로 보충한다. 점심에 배불리 먹지 않으면 오후에 배가 고플 거라는 심리에서 밥 한 공기를 다 먹게 된다. 그러나 오후에도 먹을거리가 있다면 얼마든지 절제할 수 있다. 상황이 여의치 않으면 편의점에서 핫바 또는 닭가슴살, 게살 등을 구매해 먹으면 된다. 그리고 저녁도 마찬가지로 육류나, 해산물, 생선류에 채소를 듬뿍 곁들여 먹도록 한다. 이렇게 먹으면 하루에 필요한 단백질들을 잘 섭취할 수 있고, 탄단채과유 12211 비율을 쉽게 맞출 수 있다. 거기에 운동까지 더하면 건강을 유지할 수 있다.

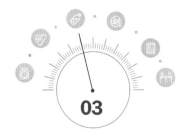

03

제대로 자야
살도 잘 빠진다

수면을 제대로 취하지 못하면 우리 몸에는 엄청난 일들이 일어난다. 그 시작은 자율신경계에서부터 시작된다. 대뇌의 직접적인 지배를 받지 않는다는 의미로 붙여진 자율신경계는 교감신경계와 부교감신경계로 나뉜다. 교감신경과 부교감신경은 마치 시소처럼 한쪽이 우세하면 다른 한쪽은 약해진다.

교감신경은 낮, 활동, 일, 운동, 위협 등과 밀접한 신경계다. 산길을 걷다 호랑이와 마주쳤다고 생각해 보자. 그러면 몸은 매우 긴장되고, 심박수는 올라가고, 땀이 나고, 당장이라도 도망갈 준비를 하기 위해 근육들에 에너지를 빨리 보내기 위해 혈압과 혈당이 높아진다. 우리 몸은 도망을 가기 위해서 소화기보다 심장과 신체 근육에 혈액을 더 보내게 된다. 이런 변화가 교감신경이 우세할 때 일어나는 일이다.

부교감신경은 밤, 휴식, 수면, 소화 등과 밀접한 신경계다. 저녁을 먹고 편하게 쉴 때를 생각해 보자. 몸이 나른해지면서 호흡은 안정되고 편안해지며 졸음이 쏟아지면서 머리만 대면 잠들 것 같다. 이렇게 심신이 안정되고 몸을 회복되는 일은 부교감신경의 역할이다.

그런데 현대인의 생활을 살펴보면 하루 종일 회사에서 스트레스를 받고, 엄청난 정보들을 머릿속에 넣는다. 퇴근하고 나면 피곤에 찌든 몸을 이끌고 집에 돌아가 텔레비전을 보거나 SNS를 하거나 동영상을 본다. 그런데 이 모든 것이 교감신경을 흥분시키는 일들이다. 심지어 잠자기 전까지도 텔레비전이나 스마트 폰을 보면서 전자기기에서 방출되는 블루라이트를 눈에 계속 쏘인다. 이런 상황에서 부교감신경이 잘 활성화되어 숙면을 유도하는 호르몬을 분비하고 깊은 잠을 자기는 어렵다.

잠을 제대로 자지 못하면 다음 날 몸이 온전히 깨어나지 않는다. 매일 아침 힘겹게 몸을 일으켜 출근길에 오르는 자신을 떠올려보면 이해하기 쉽다. 아침부터 무기력하고 피곤한 몸으로 하루를 시작하니 당연히 움직임이 적어진다. 활동량이 적어지면 에너지 소비량이 적어지고, 그렐린 · 코르티솔 등의 호르몬 분비량이 많아진다. 그렐린은 뇌에서 나오는 식욕을 증가시키는 호르몬이다. 코르티솔은 스트레스 호르몬이다. 잠을 제대로 자지 못하는 것만으로도 스트레스를 받아 코르티솔이 분비되고, 식욕은 증가하게 된다. 따라서 폭식할 가능성이 높아지고 쉽게 살이 찌게 된다.

아마 수면이 부족한 사람은 본인이 잠이 부족해서 뭔가 계속 먹고 싶은 것이라고는 생각지 못했을 것이다. 그러나 이는 자율신경계의 불균형으로 인한 호르몬들 때문에 일어나는 것이다. 뇌 속에서 일어나는 이런 일들을 우리는 인지하지 못하기 때문에 원인도 모른 채 그냥 먹게 되는 것이다. '왜 이렇게 초콜릿이 당기지, 떡볶이랑 피자도 먹고 싶네'라는 생각이 들면서 그런 음식에 대한 식욕을 억제할 수가 없는 것이다.

그렇다면 어떻게 해야 숙면을 취할 수 있을까? 먼저 질 좋은 수면을 위해서는 수면에 대한 지식이 필요하다.

REM수면에 대해서 한 번쯤 들어봤을 것이다. NON-REM수면은 생소할 수 있는데 REM수면의 반대말이다. REM수면과 NON-REM수면 중 어떤 쪽이 더 깊은 잠일까? REM수면의 뜻을 먼저 알면 이해하기 쉽다. REM은 'Rapidly Eye Movment'라는 뜻이다. 자는데 눈이 막 움직인다는 뜻인데, 이는 몸은 자고 있지만 뇌는 깨어 있다는 의미다. 그래서 REM수면 상태일 때 꿈을 많이 꾼다고 한다. 반대로 NON-REM수면은 몸도 자고 뇌도 자고 있는 것이다. 그래서 NON-REM수면이 더 깊은 상태의 수면이다.

처음 잠이 들기 시작할 때는 REM수면에서부터 시작하고 REM수면과 NON-REM수면이 90분 간격으로 서로 이어진다. 4~5번의 주기가 지나면 자연스럽게 잠에서 깨어난다. 수면 사이클의 후반부로 갈수록 NON-REM수면의 깊이가 얕아지면서 자연스럽게 깨는 것이다. 그런데 첫 번째 90분 사이클에서 NON-REM수면의 깊이가 가장 깊어지는데, 이때 성장호르몬의 80%가 나온다고 한다. 그래서 수면의 첫 번째 90분을 제대로 잠들지 못하면 몸은 제대로 회복하지 못한다. 수면학자들의 실험에 의하면 첫 번째 90분 수면이 방해 받으면 그 뒤 수면의 사이클도 엉망이 된다고 한다. 그러므로 잠들기 시작해 90분이 방해받지 않도록 주의를 기울여야 한다.

그래서 숙면 노하우 첫 번째는 90분을 깊게 잠드는 것이다.

수면은 우리 몸을 휴식하며 회복하도록 한다. 그래서 잠잘 때 몸의 체온이 낮아진다. 낮에는 장기와 근육들의 활동이 왕성하기 때문에 체온이 높지만, 잠잘 때는 근육과 장기들이 쉬며 회복하기 위해 체온이 낮아진다. 모세혈관이 많은 손과 발, 피부로 열을 발산해 체온을 낮추는 것이다. 잠잘 때 손발을 만져 보면 따뜻한 이유다.

사우나에 가서 뜨거운 곳에 들어가 있다가 밖에 나오거나 얼음방에 들어가면 몸이 나른해지면서 갑자기 졸음이 찾아오는 것을 느낀 적이 있는가? 이 원리를 이용하면 숙면에 도움을 줄 수 있다. 바로 목욕이다.

40~44도의 뜨거운 물로 15분 정도 목욕을 하면 체온이 올라간다. 목욕을 마치면 뜨거워진 몸의 온도를 낮추어 정상 체온으로 돌아가기 위해 몸은 열을 발산한다. 이때 목욕을 마치고 약 90분 정도가 지나면 정상 체온으로 내려오는 과정에서 체온이 조금 더 떨어지게 되는데 이때 졸음이 찾아온다. 이때 곧바로 잠자리에 누우면 된다. 머뭇거리

다 때를 놓치면 다시 졸음이 찾아오기까지 시간이 걸릴 수 있다. 그러니 잠자리 들기 전 90분 전에 맞춰서 목욕을 해 보자.

숙면 노하우 두 번째는 잠들기 90분 전에 따뜻한 물로 목욕을 하는 것이다.

앞에서 블루라이트에 대해 잠깐 언급했다. 텔레비전, 모니터, 핸드폰 등 전자기기에서 나오는 블루라이트는 원래는 태양빛 중 가시광선 부분의 푸른색 파장의 영역인 380~495nm 사이의 빛을 말한다. 이 빛은 태양의 밝기와 세기를 같이하는데 태양이 점점 떠오르면서 블루라이트의 방출량이 높아진다. 그러다 태양이 가장 높은 곳에 위치했을 때 블루라이트는 최대의 방출량을 보인다. 시간이 지나 태양이 지고 밤이 찾아오면 블루라이트도 완전히 소멸하게 된다. 그래서 블루라이트 방출량이 높은 낮에는 사람들의 주의 집중력, 활동력, 감정 상태가 향상된다. 블루라이트로 인해 교감 신경이 우세하기 때문이다. 그러다 블루라이트가 사라진 밤이 되면 부교감 신경이 우세해지면서 부교감 신경과 관련된 호르몬들이 분비되면서 졸음이 찾아오고 몸은 휴식하기 위한 상태가 된다.

이런 블루라이트는 전자기기의 액정에서도 방출되는데 현대인들은 늦은 저녁까지 텔레비전, 핸드폰 등 다양한 전자기기와 떨어지지 못한다. 이 전자기기 액정에서 방출되는 블루라이트가 저녁시간 수면을 돕는 멜라토닌 호르몬의 분비를 억제한다. 그러고는 우리 뇌를 계속 깨어 있는 상태로 만든다. 밤인데도 불구하고 몸이 낮처럼 계속 활동하게 하여 수면과는 거리를 멀게 한다. 그러다 보면 24시간 동안 우리 몸이 가지고 있는 주기를 무너뜨리면서 계속해서 수면 장애를 불러온다.

현대에 불면증 환자가 증가하고 있는 것을 보면 이상한 일이 아니다. 밤에도 쉽게 잠들지 못하고 설사 잠에 들더라도 수면의 깊이가 얕으면 우리 몸의 피로가 해소되지 않는다. 수면 부족으로 인해 만성 피로를 겪게 되는 것이다.

만성 피로로 인해 결과적으로 면역력이 떨어지고, 질병에 취약해진다. 수면은 건강 유지를 위해서도 특히 신경을 써야 하는 부분이다. 피로 누적과 수면 부족을 막기 위해 우리가 할 수 있는 일은 잠들기 1시간 전 전자기기의 사용을 멈추고 블루라이트에 최대한 노출되지 않는 것이다. 정말 부득이하게 늦은 시간까지 업무를 해야 한다면 PC와 스마트폰 내에 있는 블루라이트 필터를 이용해 보자. 블루라이트가 완벽히 차단되는 것은 아니지만 그래도 도움은 될 것이다.

숙면 노하우 세 번째는 잠들기 1시간 전 전자기기를 사용하지 않는 것이다.

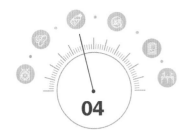

날씬해지고 싶다면
바르게 걷자

걷기는 분명 가장 좋은 운동이다. 특별한 장비나 경제적으로 큰 부담 없이도 할 수 있고, 신체적으로도 가장 안전한 유산소 운동 중 하나다. 운동의 경험이 없거나, 노약자, 임산부, 건강이 좋지 않은 사람들도 누구나 할 수 있다. 걷는 것만으로도 하체 근육을 단련할 수 있고, 혈액 순환에 도움을 주니 고혈압과 심혈관계 질환 예방에도 도움이 된다. 또한 면역력 향상에도 좋다. 이렇게 수많은 질병을 예방할 수 있는 것이 걷기다.

또 다이어트를 하는 사람에게 걷기는 필수다. 체지방이 에너지로 연소되는 데는 강력한 고강도 운동도 좋지만, 혼자서 의지를 가지고 고강도 운동을 해내기는 어렵다. 일반인들에게는 호흡이 심하게 격해지지 않은 (약, 중) 강도의 지속 시간이 긴 운동이 여러모로 더욱 효과적이다. 그래서 나는 근력운동을 하는 사람에게도 배 둘레를 줄이고 근선명도를 높이고 싶다면 반드시 걷기를 하라고 추천한다.

그러나 아무렇게나 걷는다면 오히려 발에 부담을 줄 수 있다. 바른 자세로 걷지 않고 오랜 시간 걸으면 통증을 불러온다. 발과 발목, 무릎 그리고 허리 통증이 가장 먼저 찾아온다. 이것은 나도 경험했던 바다. 처음에는 조금만 걸어도 발이 너무 아프고, 종아리가 터질 것 같았으며, 무엇보다 허리가 너무 아팠다. 나는 내가 약해서 그런 줄 알았는데 이상하게 걸으면 걸을수록 몸이 점점 더 아파왔다. 그러다 운동과 건강에 관심을 갖게 되어 본격적으로 공부를 하면서 그 원인을 알게 되었다.

나는 발이 거의 평발에다 평소 서 있는 자세도 좋지 않았다. 서 있을 때 한쪽 다리에 의지해 서 있는 때가 많았고, 다리도 많이 꼬았으며, 의자에 앉을 때도 허리를 구부정하게 앉는 습관이 있었다. 현대인의 대부분이 바르지 않은 자세로 생활하는 경우가 많은데, 바르지 못한 자세로 인한 큰 통증이 없으면 사람들은 자신이 바르지 못한 자세로 생활한다는 것 자체를 인지하지 못한다. 그러다 보니 자세를 고치려는 생각도 하지 못한다. 하지만 바르지 못한 자세는 우리 몸을 서서히 무너뜨린다. 나는 바르지 못한 자세로 인해 결국 허리디스크로 고생을 크게 하고 나서야 바른 자세로 고치게 되었고, 그 후 걸을 때도 통증이 사라졌다.

바르지 못한 자세로 인해 통증이 있음에도 무리하게 걷는 것은 잘

못이다. 그런 사람들은 바르게 걷는 자세를 익힌다면 걷기로 인한 통증은 사라질 수 있다. 우선 바르게 걷는 법을 배우기 전에 바르게 서는 법을 알지 못하면 바르게 걸을 수 없다.

바르게 서는 법 : 바르게 서는 자세는 옆에서 바라본 정렬이 중요하다. 발목부터 시작해 위로 수직으로 직선을 그었을 때, 발목 위에 무릎의 옆면 그리고 그 위에 골반, 골반 위로는 어깨 위의 뾰족한 뼈가 위치해야 한다. 어깨 위로는 귓구멍이 위치하면 바른 자세다.

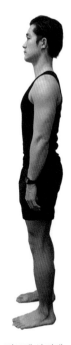

그러면 이 자세를 만들기 위한 동작을 취해 보자.

두 발 사이에 발 하나가 세로로 들어가는 간격으로 벌려서 선다. 이때 엄지가 아닌 두 번째 발가락이 정면을 바라보게 한다. 평소 발이 많이 벌어져 있는 사람은 굉장히 불편할 수 있다. 어색함을 참고 발의 자세를 만든다.

이번엔 무릎으로 올라와 무릎의 중앙이 두 번째 발가락 방향과 동일하게 바라보도록 만든다. 무릎이 정상 범위보다 과도하게 뒤로 펴져 있는 경우는 무릎을 살짝 굽혀줘야 한다.

그리고 골반이 과하게 뒤로 빠져 있거나 앞으로 나와 있지 않아야 하는데, 엉덩이를 꽉 조이고 배는 누

바르게 선 자세

군가가 내 배를 힘껏 때리려 하는 상황을 생각하며 배에 힘을 꽉 줘본다. 그러면 골반의 정렬이 맞춰진다.

다음은 어깨인데 현대인들 중에는 어깨가 구부정한 경우가 대다수다. 사람들에게 "어깨를 펴세요, 가슴을 펴세요"라고 하면 가슴만 내밀고 어깨를 뒤로 접는 시늉을 한다. 그렇게 하면 흉추가 휘면서 오히려 바른 자세에 어긋난다. 골반까지 정렬을 맞춰둔 상황에서 아직 어깨만 맞추지 않은 상태다. 이때 차렷 자세로 만들며 팔을 편하게 늘어뜨린다. 그런 다음 손바닥이 위를 보도록 손을 명치 높이까지 들어올린다. 그런 뒤 흉추는 전혀 움직이지 않게 한 다음 오른손은 오른쪽으로 회전하고 왼손은 왼쪽으로 회전한다. 그러면 어깨가 펴지는 느낌을 받을 것이다. 그리고 나서 정렬해둔 어깨는 가만히 두고 두 손은 자연스럽게 내린다.

마지막으로 목과 머리다. 어깨까지 정렬을 맞췄다면 목과 머리는 앞으로 튀어나온 느낌이 들 것이다. 머리는 누군가가 내 정수리에 실을 매달아 위로 잡아당겨 키를 커지게 한다는 느낌으로 위로 곧바로 올려 세운다. 그러면 자연스럽게 정렬을 찾게 된다. 이때 머리를 움직이며 키를 커지게 할 때 정렬을 맞춰둔 다른 곳이 흐트러지면 안 된다.

이렇게 정렬을 완성하면 매우 부자연스러운 느낌이 들 것이다. 이것이 진정 바른 자세인가 라는 생각이 드는 것이 당연하다. 이제껏 바르지 않은 자세로 살아 왔기 때문에 이 자세가 불편한 것이 당연하다. 하지만 이 자세가 습관이 되어야만 미래의 척추 질환을 예방할 수 있다. 그리고 바르게 선 자세에서 바르게 걸을 수 있다.

바르게 걷는 법 : 바르게 선 뒤 먼저 오른 발을 내딛는다. 오른발 뒤꿈치가 지면에 닿을 때 오른발 두 번째 발가락은 정면을 바라보고 있어야 한다. 두 번째 발가락이 오른쪽으로 지나치게 틀어지면 팔자걸음이 된다. 두 번째 발가락을 정면으로 바라보게 한 뒤 발을 내딛어야 한다. 그러면 자연스럽게 뒤꿈치부터 오른 발바닥의 발날 쪽이 지면에 먼저 닿는다. 그리고 발날에서 오른발의 앞꿈치 쪽으로 체중이 자연스럽게 이동된다.

이제 왼발 뒤꿈치를 들고 무릎을 접어 왼발 앞으로 가지고 온다. 왼발 뒤꿈치를 지면에 내딛고 마찬가지로 왼발의 두 번째 발가락은 정면을 바라보고 있도록 한다. 왼발의 뒤꿈치서부터 발날 그리고 앞꿈치 순서로 지면에 닿으면서 체중이 이동한다. 이렇게 의식해서 걸으려 노력하다 보면 두 번째 발가락이 정면을 만들도록 바라보게 하는 일이 어렵다는 것을 알게 된다. 계속된 연습이 필요하다.

파워워킹하는 법 : 바르게 걷는 법에서 앞발을 내딛은 후 뒷발을 지면에서 뗄 때 힘차게 땅을 밀어주며 앞으로 내딛는다고 생각하면 된다. 힘차게 땅을 밀어낼 때 허벅지와 엉덩이까지 강한 수축이 일어나며 몸을 앞으로 밀어내는 강력한 추진력을 얻게 된다. 파워워킹하면 일반적으로 팔을 앞뒤로 크게 흔드는 것을 생각하는데 팔은 너무 의식하지 말고 자연스럽게 앞으로 추진되는 힘에 비례해 가볍게 흔들어 주면 된다. 너무 거칠고 크게 흔들 필요는 없다.

파워워킹을 하며 빠른 속도로 걷는 것이 지방 연소에 가장 큰 효과가 있다는 논문이 많다. 다만 20, 30분 내외로 걷는다면 큰 효과를 기대할 수 없다. 지속 시간은 가급적 길면 길수록 좋다.

　나는 회원님들에게 6~10km를 권장한다. 즉, 45분에서 1시간 20분 정도의 걷기를 권장한다. 앞에서 소개한 탄단채과유의 식단 구성과 뒤에서 소개할 근력운동을 1시간의 파워워킹과 함께 지속한다면 1~2주 만에 지방이 줄어든 것이 눈에 보일 정도로 효과적이다.

　체중이 너무 많이 나가는데 하체의 근육이 없는 경우 많이 걸어서 무릎이 아프거나, 퇴행성 관절염으로 인한 통증으로 보행이 어려운 경우는 걷기보다는 사이클이 좋다.

:집콕: 다이어트

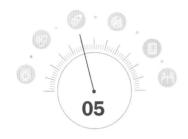

05

열을 받아야 빠르게 살이 빠지고 건강이 유지된다

의학의 아버지로 불리는 히포크라테스는 "약으로 치료할 수 없는 병은 수술해서 치료할 수 있고, 수술로 치료할 수 없는 병은 열로 치료할 수 있다"고 했다.

또한 《동의보감》에 언급된 양생법을 보면 "일 년 중 가장 중요한 것은 겨울에 멀리 다니지 않는 것"이라고 강조했다. 우리 조상들은 몸을 차게 하는 것이 만병의 근원임을 깨닫고 있었던 것이다.

열은 동서양을 막론하고 좋은 치료법으로 꼽혔다. 체온의 중요성은 수많은 의학 연구자료에서 강조되고 있다. 체온이 1℃가 떨어지면 면역력은 약 30%가 떨어지며, 대사 능력은 12%가 떨어진다고 한다. 열화상 카메라로 체온이 떨어진 부위를 보면 파란색으로 보인다. 즉, 체온이 떨어지면 혈액 순환도 매우 저하된다는 의미다.

앞에서 혈액 순환의 중요성에 대해서 이야기했다. 혈액 순환이 잘 안 되면 신체 곳곳에 많은 문제가 생긴다. 체온이 떨어지는 것만으로도 혈관 질환, 소화 장애, 통증, 암 등 수많은 질환과 연관될 수 있다. 그런데 지난 반세기 동안 사람의 체온이 1℃ 가까이 떨어졌다는 연구 결과가 있다. 현대인들 중 36.5℃를 넘는 사람을 찾기 힘들며, 35℃대인 사람도 많다. 특히나 35℃의 체온이 암세포가 가장 증식하기 쉬운 환경이라고 하는데 국내 질병 사망 원인 1위가 바로 암이다. 그래서 많은 전문가가 체온을 높이는 일을 강조한다.

체온이 1℃ 상승하면 면역력과 기초대사량이 높아지기 때문에 체온을 뜨겁게 유지하는 것만으로도 체내에 축적된 에너지는 빠르게 연소된다. 이는 곧 체온이 높은 사람이 살 빼는 일도 더욱 쉽다는 의미다. 비만인 사람들을 보면 항상 피부와 손발이 차다. 다이어트에 불을 지피고 싶다면 체온을 높여야 하는 이유다. 체온이 올라가면 혈액 순환이 잘되기 때문에 혈액 속에서 일어나는 일들 중 산소 공급과 영양소 공급, 백혈구들의 면역 반응도 더욱 원활하게 된다.

사람은 바깥 온도와 상관없이 항상 일정한 온도를 유지하는 '항온동물'이다. 평상시 체온이 유지될 때 체내 효소가 최고조로 활성화되며 인체의 모든 기능이 가장 활발해진다. 또 기초 체온이 높을수록 외부 바이러스로부터 보호하는 능력 또한 강해진다. 우리 몸이 강해지도록 핵심적인 역할을 하는 것이 있다. 바로 열활성 단백질(HSP, Heat Shock Protein)이라는 것이다.

우리 몸이 열을 받으면 세포 안에서 스스로 단백질을 만드는데 이 물질을 열활성 단백질(HSP)이라고 한다. 외부의 열충격으로 세포를 회복하고 외부의 스트레스를 방어하는 단백질이다. 한번 열활성 단백질이 만들어지고 난 뒤에는 외부 스트레스로부터 세포를 보호해준다. 열활성 단백질은 피로 물질이 덜 나오게 하며 체력을 빠르게 회복하고, 엔도르핀 등의 호르몬 분비를 촉진하는 역할을 한다. 그래서 통증이 완화된다. 사우나에 가면 몸이 불편하신 노인분들이 "아이고 좋네"라고 하며 긴 시간 사우나에 머무는 것도 이런 이유 때문이다.

이 밖에도 림프구 활동을 활발하게 하여 림프구의 일종인 암세포를 죽이는 NK세포의 활동을 활발하게 하고, 항종양 기능을 가진 체내 인터페론 합성을 증가시켜 면역력을 강화한다. 또 정상세포가 아포토시스(자연소멸, 세포자살) 하는 것을 억제하고, 질병과 스트레스로 손상된 단백질을 건강한 단백질로 회복하는 역할을 한다.

이제 체온이 얼마나 중요한지 알게 되었을 것이다. 그렇다면 체온을 높이기 위한 효과적인 방법은 무엇일까?

바로 사우나다. 전 세계의 슈퍼리치들 중에는 평소 건강 관리를 위해 사우나를 즐기는 사람이 많다. 온열요법 전문가인 론다 퍼시벌 패트릭 박사의 말에 따르면, 80℃의 사우나에서 20분간 사우나를 하고 30분 동안 열을 식힌 뒤 다시 20분간 사우나를 하면 성장호르몬 수치가 기준치보다 두 배로 증가한다고 한다. 사우나의 온도가 뜨거워질수록 성장호르몬의 분비는 더욱 증가한다. 사우나를 마치고 나서도 성장호르몬의 효과가 2시간 정도 지속되는데, 이때 운동을 통한 근 회복을 빠르게 할 수 있으며, 몸에 누적된 피로물질의 회복에도 아주 좋다. 그래서 나는 한증막을 자주 간다. 아주 뜨거운 곳에 들어가 10~15분을 머무르다가 나와서 열을 식힌 뒤 2~3번 정도를 반복한다. 그러고 나면 몸이 나른해지는데 약간의 낮잠을 자고 나면 몸의 컨디션이 최상이 된다. 몸에 감기 기운이 있거나, 근육통이 심하거나, 두통이 심하거나, 소화가 잘 안 되거나, 몸의 컨디션이 저하될 때 든든한 식사를 마치고 반드시 사우나를 간다. 그러면 몸이 빠른 속도로 회복한다. 이는 내 주변 사람들도 경험해 보고 나서 모두 사우나 팬이 되었다.

소개하고 싶은 또 다른 방법은 반신욕이다. 사우나를 가지 못할 경우에는 반신욕도 훌륭한 선택이다. 40℃ 이상의 물에 전신보다는 배꼽까지만 몸을 담그는 것이다. 동양의 양생법을 살펴보면 두한족열(頭寒足熱)과 수승화강(水升火降)을 강조한다. '두한족열'이란 머리는 차갑게 발은 따뜻하게 유지하라는 말이다. '수승화강'은 차가운 기운(물)을 올라가게 하고 뜨거운 기운(불)은 내려가게 해야 건강을 유지할 수 있다는 음양오행의 원리다. 원래 뜨거운 기운은 위로 오르고, 차가운 기운은 아래로 내려간다.

그런데 현대인들은 스트레스와 과중한 업무로 머리가 쉴 새 없이 돌아가다 보니 뜨겁다 못해 열이 갇혀 있다. 실제 탈모의 원인도 두피열 때문이다. 게다가 현대인은 손, 발과 같은 말단의 경우는 상체의 근육과 하체의 근육을 사용하지 않아 손과 발까지 혈액 순환이 제대로 되지 않아 수족냉증인 사람이 많다. 건강을 위한 두한족열과 수승화강과는 정반대의 모습인 것이다. 그래서 반신욕이 큰 도움이 될 수 있다. 반신욕도 사우나와 마찬가지로 신진대사를 활성화하고, 혈액순환을 좋게 하며, 성장호르몬의 분비를 활성화하고, 체온을 올려주는 효과가 있다. 동양의학 관점에서 봤을 때 반신욕은 건강을 지키기 위한 최고의 방법이다.

온열요법을 일상에서 자주 해 보자. 가장 적은 비용과 시간으로 당신의 몸 상태를 최상으로 끌어올려줄 것이다.

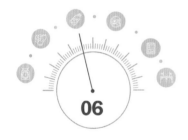

지방 저장고 허리둘레를 수시로 체크하자

내 몸이 얼마나 달라졌는지 확인하기 위해서 사람들이 가장 많이 사용하는 방법은 체중을 재는 일이다. 운동시설에 등록하게 되면 체중계가 아닌 인바디(체성분 측정 기계)를 이용해 몸의 상태를 체크한다. 하지만 체중계의 숫자는 아침저녁으로 다르고, 식사 한 끼만으로도 달라지니 단지 현재 상태의 점검용일 뿐이다. 인바디의 경우는 미세한 전류를 손과 발로 흘려보내서 체내의 수분을 통해 근육량과 지방량을 확인하는 것이다. 그러나 이 또한 근육량과 지방량을 참고하는 정도다. 식사 전후, 운동 전후, 수분 섭취 전후에 데이터는 조금씩 달라진다. 자신의 현재 몸 상태를 전혀 알지 못하는 사람이라면 인바디 측정을 통해 근육량과 체지방량을 직접 확인해 보고 충격을 받는 정도로 사용하면 된다. 모든 사람이 집에 인바디 기계를 구비해 둘 수 없으니

보건소나 운동시설에서 한 달에 한두 번 정도 측정해 보면 좋다.

내 몸이 얼마만큼 건강한지 현실적으로 또 지속적으로 비용을 들이지 않고 체크해 볼 수 있는 방법이 있다. 바로 줄자로 허리둘레를 재는 것이다. 신체 측정을 위한 줄자는 인터넷에서 500원 미만이다. 500원으로 수시로 체크해 보고 관리할 수 있는 것이다.

허리둘레는 배꼽 높이를 기준으로 수평을 맞춰 허리를 한 바퀴 둘러서 측정하면 된다. 건강을 위해서는 남성은 90cm 아래, 여성은 85cm 아래로 내려가야 한다. 허리둘레는 남자 90cm, 여성 85cm가 국내 평균이다. 이 수치보다 높을 경우 당뇨, 대사 질환, 심혈관계 질환에 노출될 확률이 높아진다. 의사들도 허리둘레의 중요성을 거듭 강조한다. 일상에서 쉽고 정확도도 높기 때문이다.

하지만 허리둘레를 강조하는 이유는 따로 있다. 생리학과 영양학에 대한 약간의 지식만 알게 된다면 허리둘레가 왜 그렇게 중요한지 알게 될 것이다. 비만일 경우 허리뿐만 아니라 몸 곳곳에 지방이 많지만, 체중은 정상임에도 허리둘레만 유독 큰 사람들이 있다. 또는 저체중임에도 배만 볼록 나온 사람도 있다. 이렇게 배가 불룩하게 나오는 것을 복부 비만이라고 한다. 그 원인은 불규칙한 식사와 빨리 먹는 습관, 폭식, 잦은 야식 등의 나쁜 식습관과 거기에 더해 섭취보다 적은 활동량 때문일 것이다. 그러나 좀 더 자세히 살펴볼 필요가 있다. 나쁜 식습관이 어떻게 복부비만을 일으키는 것일까?

음식물의 소화 과정을 한번 살펴보자. 입으로 들어온 음식물들은 치아로 잘게 부서지고 식도를 넘어가 위로 들어간다. 위에서 화학 작용으로 다시금 쪼개지며 여러 소화액들이 분비되면서 십이지장을 거쳐 소장에서 본격적인 영양소들의 분해 및 흡수가 이루어진다. 소장의 융털에서 흡수된 영양소들은 융털의 모세혈관과 림프관을 통해 간과 심장으로 퍼지게 되는데 이때 간이 복부에 지방을 쌓는 큰 역할을 한다.

불규칙한 식사와 빨리 먹는 습관, 폭식, 야식, 음주를 통해 갑작스럽게 대량의 열량이 몸으로 들어오면 간은 이 여분의 열량들을 지방으로 만든다. 그런데 이 지방들을 혈관을 통해서 몸 구석구석 피하 지방으로 보낸다면, 혈관에는 치명적이다. 과도한 지방들이 혈관벽을 손상하고 찐득찐득한 지방들로 인해 혈관이 순식간에 막힐 수 있기 때문이다. 그래서 우리 몸은 그런 일이 생기지 않도록 스스로 조절한다. 그렇다면 이렇게 남는 열량은 어떻게 될까?

우리 몸은 갑작스럽게 열량이 많이 들어오면 급할 때 빨리 소모할 수 있도록 장기들 사이에 쌓아 놓는다. 정확하게는 배 안쪽의 장간막에 지방들이 쌓이게 된다. 주변 장기로 언제든지 불러낼 수 있는 곳에 대형 지방창고를 만드는 것이다. 그래서 식사 습관이 불규칙하고 폭식과 야식을 일삼으면 내장 지방이 우선 쌓이는 것이다. 그나마 다행인 점은 몸속에서 위치가 좋은 곳에 자리 잡고 있기 때문에 만약 추가적인 에너지를 소비해야 한다면 피하 지방보다 내장 지방의 연소가 우선적이라는 사실이다.

그러나 내장 지방은 건강에 악영향을 미친다. 우선 몸의 입장에서 좋은 위치를 차지하고 있지만 이 위치의 내장 지방은 장기들에게 피해를 준다. 위, 장, 간, 신장 등 장기를 누르며 소화불량을 시작으로 각종 장기의 염증을 증가시키고, 혈압을 높이며 혈관과 혈액 순환에 큰 영향을 준다. 또한 혈액 속 나쁜 콜레스테롤과 중성 지방 수치를 증가시키고, 혈액에 있는 인슐린을 흡수해서 포도당이 세포 안으로 들어가는 일과 포도당의 배달을 어렵게 한다. 그로 인해 혈액 속에 포도당이 떠다니며 혈당을 증가시켜 당뇨 발생의 위험이 높아진다.

이러한 여러 요인들로 인해 혈관 속 염증을 가속화하고 이것은 곧 심혈관계 질환으로 이어져 사망률을 증가시킨다. 그 밖에도 내장 지방이 건강에 미치는 악영향은 매우 많다. 의사들이 허리둘레를 강조하는 까닭이 이런 이유들 때문이다.

남성이 여성보다 복부 비만인 경우가 많은데 신체적 이유는 호르몬 때문이다. 남성 호르몬이 피하보다는 복부 지방 형성을 자극하고, 여성호르몬은 엉덩이나 허벅지의 피하에 지방이 축적되도록 한다.

또 다른 요인으로는 외부 환경을 꼽을 수 있다. 음주, 흡연, 야근, 야식, 마른 몸 탈출을 위한 잘못된 식이요법 등의 많은 요인들이 있다. 문제는 남녀 모두 젊을 때와는 다르게 20대 후반에서 30대가 되면 배가 나오는 것을 확실히 느끼게 되는데 이는 전적으로 대사량 감소와 활동량 감소 때문이다. 30대부터는 운동이 선택이 아니라 생존을 위해 필수가 되는 이유다.

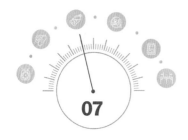

07

염증도 비만의 원인이
될 수 있다

앞에서 내장 지방이 몸에 얼마나 악영향을 끼치는지 알아보았다. 간혹 몸에 지방이 너무 없다면 몸에 이상이 생긴다고 운동을 하지 않고 살을 찌우려는 사람도 있는데 이는 잘못된 생각이다. 여성의 경우는 배에 식스팩이 생길 정도로 지방이 없다면 문제가 될 수 있다. 그러나 11자 복근이 나오는 정도로만 몸을 유지한다면 오히려 건강에 좋다. 거기에 더해 정신적인 만족감으로 삶이 더욱 건강해질 것이다. 남성의 경우는 할 수 있다면 식스팩이 튀어나올 정도로 운동을 해도 무방하다. 체내의 근육량을 올리고 지방량을 줄이는 것만큼 건강해지는 비결이 없다. 그러나 우리가 흔히 알고 있는 지방을 줄이는 것만큼 중요한 것이 있다. 바로 몸 안의 염증을 줄이는 일이다.

염증이란 무엇인가? 염증은 매우 광범위하게 쓰이는 단어다. 눈이 아파서 병원에 가면 결막염, 속이 쓰려서 병원에 가면 위염, 설사를 해서 병원에 가면 장염, 관절이 아프면 관절염, 살에 상처가 난 것도 염증이라고 한다. 더 작게는 혈관에 생기는 염증도 있다.

그렇다면 대체 염증이란 무엇일까? 사전적 정의를 보면 염증은 우리 몸에서 정상적인 조직과 세포가 어떤 원인으로 인해 손상되었을 때 이를 보호하는 자연스러운 방어 기제다. 염증의 목적은 세포의 손상을 초기 단계에서 억제하고, 상처 부분의 파괴된 조직 및 괴사된 세포를 제거하며, 동시에 조직을 재생하는 것이다.

염증은 급성과 만성으로 나눌 수 있는데 급성 염증의 경우 넘어져서 피부가 까진 경험을 생각해 보면 된다. 피부에 상처가 나면 빨개지고, 뜨거워지며, 붓고, 아프고, 기능이 저하된다. 염증의 5가지 징후가 뚜렷하게 나타난다. 그러나 만성염증은 급성염증과 달리 지속 시간이 길고 낮은 염증 수준으로 나타난다.

우리가 주의해야 할 만성염증의 경우 다양한 메커니즘을 통해 발생한다. 특정 음식에 대해 알레르기 반응을 보이거나, 간이 포화지방이나 트랜스 지방에 대해 반응하거나, 몸이 흡연이나 과도한 스트레스에 반응하는 등 수많은 양상이 있다. 그러나 염증의 주요 원인은 음식에 있다. 몸이 생각하기에 수상한 음식물이 소화기관을 통과할 때 그것이 염증을 일으키는 데 동조하면 적으로 간주한다. 적으로 인식된 음식물은 외부 침입자로 간주되고 보호세포들은 공격을 개시한다. 그리고 몸에 이런 전쟁이 일어났음이 알려진다.

그 정도는 천차만별이지만, 비만세포와 대식세포가 이물질을 잡아 먹게 하고 다른 부분에 적의 침입을 경계하게 하고 면역반응을 일으킨다. 그러면 신호를 받은 보호세포들은 이러한 음식물을 포함해 상관없는 정상적인 세포도 공격한다. 이로 인해 혈관 내 염증이 발생하게 되고, 면역반응을 촉발하는 만성감염 상태가 되어 염증 물질이 혈관을 돌아다닌다. 이렇게 혈관 내에 염증물질이 많아지면 뇌세포로 가는 포도당을 방해해서 뇌가 필요한 만큼 당이 공급되지 않으며 몸이 더욱 당을 당기게 한다. 그러면 원인도 모른 채 다시 단 군것질거리를 먹으며 염증의 악순환을 반복하게 된다.

이렇게 되면 뱃살만 느는 것이 아니라 염증도 함께 늘어난다. 그래서 지방뿐만 아니라 염증도 함께 줄여야 하는 것이다. 그래야 지방을 줄이는 다이어트 전쟁을 좀 더 유리하게 이끌 수 있다. 염증이 많다는 것은 곧 지방이 늘어난다는 의미다. 장내 염증이 많을수록 몸의 음식물이 효율적으로 사용되지 못하고, 감정이 동요한다. 그러한 감정 변화로 기분 전환을 이유로 나쁜 음식을 더 먹게 된다. 그럴수록 스트레스는 오히려 더해지고 염증은 더 많이 생기는 악순환이 이어진다.

혈관 내 염증은 동맥의 탄력을 감소시키고, 혈관을 녹슬게 하여 동맥경화증, 죽상경화증을 유발하고, 노화를 촉진한다. 또한 고혈압과 고콜레스테롤 혈증, 인슐린 저항성 같은 문제가 생기고, 동맥에 발생하는 염증을 더욱 악화시켜 심혈관계 질환으로 이어진다. 게다가 DNA를 손상해 돌연변이 세포를 만들어 암세포 발생 확률을 높이고 다른 감염의 위험도 증가시킨다. 염증 매개체가 동맥에서 싸울 때 다른 곳의 방어가 취약해져 자신의 조직을 침입자로 공격해 자가 면역성 질환의 발병률도 증가한다. 그러므로 비만의 원인이 꼭 과다한 탄수화물과 고지방 음식 때문만이 아니다. 염증을 줄여야 한다.

위장에 있는 신경세포는 위장의 통증에 즉각 반응하지만, 스스로 느끼는 위장의 불편한 증상은 타고난 유전적 기질에 따라 다르다. 위장 내 염증 반응이 진행되는 동안 장이 지나치게 수축 팽창하는데, 이것이 평소 느끼는 위장 통증의 원인이다. 일부의 사람들은 내부 움직임에 둔감해 느끼지 못할 수도 있다.

나는 위장이 예민한 편이어서 먹는 음식에 따라 장이 즉각 반응한다. 그런데 그 예민함이 오히려 건강에 더 도움이 된 것 같다. 특정 음식물의 대사 과정에서 필요한 효소가 없을 경우에는 음식물이 소화되지 않고 장내 세균의 먹이가 된다. 그러면서 위장은 엄청나게 팽창하게 되고 가스가 차게 된다. 나도 심하게 겪는 대표적인 사례가 있다. 바로 유당 분해 효소인 락타아제가 부족해서 유당이 소화가 안 되는 것이다. 많은 동양인이 비슷한 증상을 겪는다. 유당이 장내 세균의 먹이가 되면 유당을 분해하면서 많은 가스가 생기고 복부가 팽창하며 설사를 하게 된다.

또 다른 보편적인 사례로는 밀에 들어 있는 단백질인 글루텐 알레르기가 있는 경우다. 이 밖에도 일반적인 위장 장애와 예민한 사람들이 겪는 과민성 위장 증후군은 위장벽에 염증이 생기는 경우다. 대부분의 사람들이 이런 것을 일일이 인식하지 못한다. 그래서 우리는 위장이 보내는 신호에 민감하게 귀를 기울여야 한다. 평소 식사를 하고 5~8시간 뒤에 위장의 불편함을 느꼈다면, 그날 먹은 음식을 복기하며 특정 음식을 피하거나 줄이며 다른 음식으로 대체해야 한다.

어떻게 해야 염증을 줄일 수 있을까? 위장에서 발생한 염증을 해결하기 위해 약물을 투입할 수도 있지만 항염증 효과가 있는 음식을 섭취하면 어느 정도 해결이 가능하다. 항염증에 효과가 있는 음식들을 소개하자면, 모든 종류의 콩, 호밀, 차, 과일, 채소, 브로콜리, 케일, 레드와인, 포도, 양배추, 시금치, 마늘 등이다.

그래서 나는 지방이 많은 고도 비만의 회원님들의 경우 녹황색 채소과 과일로 직접 만든 염증을 줄이는 클리닝 주스를 아침으로 권장한다. 가장 적은 노력으로 손쉽게 염증을 줄일 수 있는 방법이기 때문이다.

독자 여러분들도 앞으로는 지방뿐만 아니라 염증을 줄이기 위해 몸에 들어가는 음식에 좀 더 신경을 써 보자.

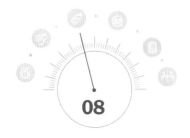

08

건강의 지속 가능도
다이어트만큼 중요하다

건강에 대해 연구를 하면서 내 몸을 위해 꼭 한 가지 챙기는 것이 있
다. 특히 방송에서 의학박사 여에스더씨의 이야기를 듣고 추가적인
자료를 살펴본 뒤에 필요한 종합비타민과 영양제를 열심히 섭취하고
있다. 그 후로 생긴 실제적인 변화는 아침에 일어나는 일이 좀 더 수
월해지고(물론 수면의 질을 높인 방법도 도움이 되었다), 피로도가 낮아졌으
며, 피곤하고 면역력이 떨어지면 항상 생기던 입술 포진 등이 사라졌
다. 방송에 나온 여에스더 박사의 말을 인용해 보자면 이렇다.

"미국에 하버드 공중보건대학원에서 2008년도에 발표한 건강 음
식 피라미드를 보면, 우리가 건강하게 하루를 살아가기 위해서 먹어
야 하는 음식들을 보여준다. 질 좋은 탄수화물 섭취를 위해 매끼 잡곡
밥을 먹고 질 좋은 지질의 섭취를 위해 건강에 좋은 기름으로 요리를

하고, 비타민과 미네랄 섭취를 위해서 알록달록한 채소와 과일을 껍질과 씨앗을 포함해 5접시를 먹고, 견과류와 콩류 두부를 챙겨 먹으며, 충분한 단백질 섭취를 위해서 껍질을 벗긴 닭 살코기나 등 푸른 생선 한 토막을 먹거나 해산물을 섭취해줘야 한다. 또 충분한 칼슘의 섭취를 위해 저지방우유를 한두 잔 먹고, 매일 종합비타민과 여분의 비타민 D를 섭취하라고 말한다. 이렇게 먹을 수 있는가? 나는 사람들의 건강을 찾아주는 사람임에도 솔직하게 매일 이렇게 챙겨 먹지 못한다."

또한 현대에는 대량생산과 여러 가지 비료와 화학 약물의 사용에 따라 환경이 변함에 따라 음식물에 들어 있던 비타민과 미네랄, 칼슘, 마그네슘 등의 비타민이 예전에 비해 30~50% 줄어들었다고 한다. 비타민의 손실을 양적으로 채우기 위해 그만큼의 많은 음식을 먹기에는 현실적으로 불가능하기에 종합비타민을 섭취하는 것이 좋다고 한다.

그리고 나이가 들어감에 따라 신체의 영양분의 흡수율이 떨어지기 때문에 면역력이 떨어지고 그에 따라 각종 질환에 쉽게 노출되고 각종 약물을 복용하게 되는데, 이런 약물들이 체내의 영양소를 파괴하고 밖으로 배출하게 하기 때문에 종합비타민이 필요하다고 한다.

또한 현대인은 노화를 촉진하는 활성산소가 많이 생기는 환경에 노출되어 있어 일상 속에서 활성산소의 생성이 많아지기 때문에 항산화 성분이 풍부한 종합비타민을 하루에 한두 번 먹는 것은 가장 저렴한 보험이 될 수 있다고 한다.

종합비타민이 좋은 이유는 여러 가지의 영양제를 따로 챙겨먹게 되면 특정 영양소를 과하게 먹게 될 수 있고, 이는 다른 영양소와의 상호작용으로 다른 영양소를 파괴할 수 있기 때문에 영양소의 균형 있는 섭취를 위해 종합비타민이 도움이 된다고 한다.

그리고 여에스더 박사는 마지막으로 이렇게 권고했다.

"나도 늘 챙겨먹으려 노력하지만 회원님들께도 항상 종합비타민의 구매와 섭취를 권한다. 특히 자택이 아닌 사무실 책상 위에 두라고 권하는데, 하루 중 집에 있는 시간보다 회사에 있는 시간이 많을 뿐만 아니라 회사에서 힘들게 일할 때 내 몸을 챙겨야겠다는 생각을 가장 많이 하기 때문이다."

많은 사람이 매스컴을 통해 비타민은 음식을 통해 섭취하는 것이 쉽지 않아서 따로 챙겨 먹는 것이 좋다는 사실을 잘 알고 있지만 어떤 비타민을 어느 정도 섭취하는 것이 좋은지 잘 알지 못하고 또 비타민의 종류가 매우 많기 때문에 바쁜 일상에서 건강을 위해 종합비타민을 섭취하는 것은 좋은 선택이 될 수 있다.

실수는 노력을 통해 만회하고 고쳐나갈 수 있지만 건강은 한번 잃으면 돌이키기 어렵거나 결코 돌이킬 수 없다. 그래서 예로부터 동서양 의학서적들을 보면 "질병의 가장 좋은 치료법은 예방"이라고 강조했다. 아무리 좋은 몸매를 만들어도 건강을 지켜나가지 못하면 소용없다. 좋은 몸매를 만드는 다이어트와 함께 병을 예방하고 건강한 몸을 지켜나가기 위해 항상 몸을 돌보는 일도 반드시 병행해야 한다.

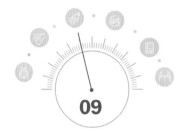

09

통증 예방을 위해서는
평소 바른 자세를 취하자

'바른 자세를 취해야 한다'는 사실을 모르는 사람은 없다. 그런데 알면서도 안 되는 것 중의 하나가 바로 바른 자세다.

앞에서 뼈는 근육의 지배를 받고, 근육은 습관의 지배를 받으며, 습관은 생각의 지배를 받는다고 말했다. 하지만 몸과 자세에 대해서 별 의식 없이 살아가는 사람이 대부분이다. 그래서 대부분의 사람들은 사는 대로 몸이 만들어진다. 우리는 평소 자주 하는 자세들로 인해 근육과 근막의 길이가 변하면서 굳어진다. 마사지나 스트레칭도 자주 하지 않기 때문에 근육은 그대로 굳는다. 그와 함께 우리의 척추도 변형을 일으킨다.

나는 수년 전 잘못된 자세로 인해 허리디스크를 앓았던 적이 있다. 20살 초반, 군대에서 운동도 제대로 배우지 못한 채 잘못된 방법으로 무거운 것을 드는 운동을 했다. 그러다 결국 허리에 통증이 찾아왔다. 처음에는 조금 지나면 괜찮아지겠지 라는 생각으로 넘어갔다. 하지만 시간이 지나면서 허리뿐만 아니라 엉덩이와 다리에 전기가 오듯 찌릿찌릿했다. 병원에 가서 검진을 해 보니 허리디스크라는 진단을 받았고, 의사선생님은 앞으로 운동을 하지 말라고 말했다.

나는 멸치처럼 마른 내 몸을 변하게 만들겠다는 확고한 목표가 있었다. 그뿐 아니라 격한 스포츠와 레저를 매우 좋아했는데 그것들마저 할 수 없게 되었다는 사실에 절망감이 들었다.

그 후 나는 허리디스크에 대해 정보를 찾아보고 공부를 하기 시작했다. 내가 알게 된 사실 중 하나는 척추는 사고나 큰 타격을 입은 경우가 아니라면 디스크(추간판)가 한순간에 신경을 누르며 허리디스크(추간판탈출증)를 유발하지 않는다는 것이다. 허리디스크는 오랜 시간 좋지 않은 자세가 만드는 것이다. 돌이켜 생각해 보니 나는 어릴 적부터 자세가 좋지 않았다. 부모님은 늘 허리를 좀 피고 바르게 앉아 있으라고 말씀하셨다. 결국 잘못된 자세로 무거운 것을 드는 것도 통증에 일조를 했겠지만, 본질적인 문제는 나의 잘못된 자세였다.

척추의 질병으로 인한 통증이 무서운 이유는 몸을 움직이는 활동이 어려워지고, 일을 할 때에도 효율성이 떨어지며, 가장 중요한 것은 하고 싶은 것을 하지 못한다는 것이다. 비단 척추 질병에 해당되는 이야기는 아니지만, 직립 보행을 하는 인간에게 움직임의 중심인 척추에 문제가 생긴다면 몸을 움직이는 모든 일에 어려움이 생기는 것은 당연하다.

MRI를 찍어보지는 않았지만 지금은 허리디스크로 인한 통증은 전혀 없다. 그 후 바른 자세에 대한 경각심이 생기고, 늘 자세를 바르게 하려 노력하고, 스트레칭을 했다. 또 척추를 바로 세우는 데 도움이 되는 근육을 강화하면서 통증을 벗어나 강력해진 몸으로 다시 좋아하는 취미와 일을 할 수 있었다.

허리와 목 디스크라는 척추 질환은 매우 흔하다. 또 MRI상 디스크 (추간판)가 뒤로 밀려 신경을 누르는 것처럼 보여도 통증을 못 느끼는 사람도 많다고 한다. 회원분들 중에서도 거북목과 어깨말림이 심해서 목, 어깨, 머리 등의 통증을 느끼는 분들이 많았고, 허리 통증으로 인해 허리와 다리, 엉덩이 등의 통증을 느끼는 분들도 많았다. 그분들의 큰 문제는 일차적으로 통증도 괴롭고 힘들지만 통증으로 인해 본래 하는 업무에 지장이 생기고, 감정적으로도 예민해지고, 좋아하는 일들을 하지 못해 스트레스가 더욱 가중되는 것에 있었다.

통증이 심한 분들이 찾아오면 나는 의사가 아니기 때문에 병원에서 정확한 진단을 받아 보라고 권한다. 그 후 의사선생님의 처방에 맞춰 보조 운동과 스트레칭, 최대한 바른 자세를 잡아주는 데 신경을 쓰면 대부분의 회원님들이 좋아진다.

이처럼 평소 바른 자세를 하지 않으면 척추 관련 통증을 겪게 될 확률이 높아진다. 자세를 바르게 함으로써 척추 관련 통증을 예방할 수 있다. 그러나 바른 자세의 이점은 사실 그것만이 아니다.

바른 자세는 척추 건강뿐 아니라 인생에 큰 영향을 미친다. 자세가 달라짐으로 타인이 바라보는 나의 모습이 달라지게 된다. 비언어적 요소가 작용하는 것이다. 척추가 곧고 가슴이 딱 벌어진 모습은 자신감 넘치는 리더의 모습을 상기시킨다. 강인하게 느껴지고 당당하게 느껴진다. 이런 사람을 마주하면 함부로 대하기 어렵다. 타인의 반응으로 인해 나에게 돌아오는 긍정적인 피드백은 자신감을 더욱 상승시키는 선순환을 만들어낸다.

또한 척추를 곧게 세운 바른 자세는 전신의 혈액 순환을 촉진해서 뇌의 움직임이 빨라지며, 몸의 움직임도 정확하고 빨라진다. 생각이 빨라지고 집중력이 좋아지니 일의 효율이나 성과가 좋아지게 된다. 자세 하나로 일의 성과가 달라질 수도 있고, 사회에서 인정을 받게 된다. 그러니 자세 하나가 인생을 바꾼다고 해도 과언이 아니다.

현대인들이 자세를 바르게 하기 위해서는 자세가 망가지는 원인을 알아야 한다. 현대인들의 자세를 망치는 가장 큰 원인은 바로 몰입이다. 우리가 몰입하는 순간을 떠올려 보라. 더 잘 보기 위해 목을 앞으로 내밀고 어깨는 말리며 호흡은 얕아진다.

과거에는 이런 몰입의 자세를 취할 시간이 많지 않았다. 하지만 현대인들에겐 몰입이 필요한 시간이 상당히 많다. 출근하자마자 컴퓨터를 켜고 일하며, 하루 종일 스마트폰을 확인하고, 퇴근해서는 다시 컴퓨터를 보거나 텔레비전을 시청하고, 출퇴근하면서는 운전을 하며 몰입한다. 현대에 척추질환이 많은 것은 우리의 라이프스타일과 큰 연관이 있다.

자세를 바르게 하기 위해서는 몰입의 자세와 반대되는 동작을 자주 취해주면 된다. 뒤로 깍지를 끼고 가슴을 내밀고 시선을 위로 향하며 머리를 살며시 뒤로 젖혀주는 것이다. 몰입된 자세를 취한 후에는 의식적으로 이렇게 몰입과 반대되는 자세를 자주 취해주는 것만으로도 스트레칭 효과가 크다. 그리고 시간을 내어 일주일에 2~3회, 20~30분 정도 운동을 해주는 것이 좋다.

앞으로 자주 굽어 있으면 가슴 근육은 짧아지며 굳어지고, 등 근육은 늘어나 약화되어 있다. 등 근육을 사용하는 운동을 해주면 가슴 근육은 이완되고 등 근육은 수축되어 강화되므로 현대인에게 등 근육 운동은 필수다.

통증을 예방하고 멀어지기 위해서는 늘 의식적으로 바른 자세를 취하고 스트레칭과 운동으로 근육의 긴장을 풀어주어야 한다.

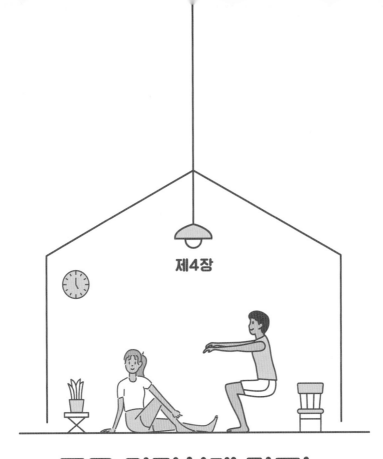

제4장

몸을 완전하게 만드는
집콕 운동 6가지

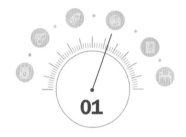

01

살 안찌는 체질로 바뀌려면 앉았다 일어나자

다이어트를 하는 모든 사람의 로망은 아마도 먹고 싶은 것을 먹어도 살이 안 찌는 체질로 바뀌는 것이 아닐까? 아침에 커피와 함께 크림을 잔뜩 바른 맛있는 빵을 먹고, 점심에는 부대찌개를 먹으며 라면, 햄, 국물을 마음껏 먹고, 저녁에는 치킨 한 마리와 맥주를 한 잔 마음껏 즐길 수 있으면 얼마나 좋을까? 이렇게 먹어도 살이 찌지 않는 체질이 정말로 있을까?

먹어도 살이 찌지 않는 것은 실제로는 먹어도 살이 찌지 않는 것이 아니라 몸에 근육이 많고 활동량도 많은 데다 스포츠카처럼 몸의 연비가 좋지 않아서 조금만 움직여도 많은 칼로리가 쓰인다는 표현이 더욱 정확하다고 할 수 있다. 물론 매일 위의 식단으로 먹는다면 살찌는 것을 막을 수는 없다. 그렇다면 어떻게 해야 먹어도 살이 찌지 않는 몸을 만들 수 있을까?

먼저 많은 에너지를 소비할 수 있도록 근육량이 많아야 한다. 우리 몸에서 전체 기초대사량의 약 40%를 근육이 소비한다. 그러므로 근육량이 많으면 기초대사량도 함께 높아지게 된다. 그런데 우리 몸의 근육을 살펴보면 몸 전체 근육량의 절반 이상이 하체에 몰려 있다. 인간은 직립의 동물이고 움직이기 위해서는 하체의 근육이 사용되어야 한다. 그래서 상대적으로 상체보다는 하체에 근육이 많도록 진화되어 왔다. 그런데 안타깝게도 현대인들은 직립의 기능을 퇴화하는 방향으로 생활하고 있다. 하루 종일 의자에 앉아서 사무를 보는 경우가 많으니 하체의 근육이 제대로 사용되지 않는다. 그래서 현대인 중에는 조금만 먹어도 살이 금세 찌는 체질이 많은 것이다.

하체 근육의 중요성은 아무리 강조해도 지나치지 않다. 하체에 근육이 많고 하체 운동을 꾸준히 한다면 살이 쉽게 찌지 않는 체질이 될 수 있다. 그래서 하체 운동 중에서도 가장 쉽게 할 수 있는 운동을 이야기하려고 한다. 바로 앉았다 일어나기다. 이를 '스쿼트'라고도 부르는데 오히려 앉았다 일어나기를 해 보라고 하면 잘하는데 스쿼트를 해 보라고 하면 굉장히 어설프고 이상한 자세를 취하는 사람이 많다. 스쿼트에 대한 정보가 너무 많다 보니 운동에 대해 잘 모르는 평범한 사람들은 스쿼트를 하려고 해도 자세를 잘못하면 큰일이라도 나는 것처럼 걱정하며 시작도 못하는 경우가 많다.

스쿼트는 아이가 1~2살이 되었을 때 기어다니기에서 걸음마를 하려고 일어나는 동작과 같다. 사실 스쿼트는 이미 우리 몸에 내재되어 있는 프로그램이다. 굳이 어렵게 배우지 않아도 된다.

먼저 거울을 바라보고 각 발의 뒤꿈치가 어깨 너비가 되게 선다. 그러고 나서 두 번째 발가락이 15도 정도 양 옆을 바라보고 있으면 된다. 그냥 자연스러울 정도로 양 발이 벌어진다 생각하면 된다. 그런 다음 양 다리 사이의 땅에 떨어진 무언가를 두 손으로 줍는다고 생각하며 앉는다. 개구리가 앉아 있는 모습 같아 보일 것이다. 그런 다음 다리로 힘차게 땅을 밀고 일어난다. 이것이 끝이다. 정말 간단하지 않은가? 그냥 다리를 자연스럽게 벌리고 땅에 있는 무언가를 줍는다 생각하고 앉았다가 일어나면 끝인 것이다.

역도선수처럼 무거운 것을 들어 올리는 것도 아니고, 앉았다 일어나는 것이므로 자세가 조금 잘못되었어도 정상적인 사람이라면 큰 문제가 생기지 않는다. 물론 세심하게 다듬어야 할 것들이 있다. 이제 스쿼트에 대한 이해도를 높이기 위해 약간의 설명을 하겠다.

스쿼트를 할 때 무릎이 발 앞으로 나오면 안 된다는 이야기를 수없이 들었을 것이다. 무릎이 발보다 지나치게 앞으로 나오는 것은 문제가 있다.

그러나 가볍게 앉았을 때 발끝과 동일하게 맞춰지는 것은 괜찮다. 무릎을 발 앞으로 내보내면 안 된다는 생각에 집착해 엉덩이를 뒤로만 빼려고 한다면 오히려 자세가 이상해진다. 어차피 무거운 무게를 지고 하는 것이 아니기 때문에 무릎이 과도하게 나가지만 않으면 된

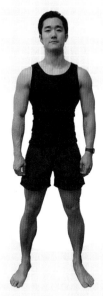

◀ 거울을 바라보고 각 발의 뒤꿈치가 어깨 너비가 되게
선다. 그리고 나서 두 번째 발가락이 15도 정도 양 옆을
바라보고 있으면 된다.

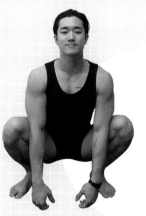
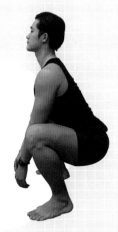

▲ 양 다리 사이의 땅에 떨어진 무언가를 두 손으로 줍는
다고 생각하며 앉는다. 개구리가 앉아 있는 모습 같아
보일 것이다. 그런 다음 다리로 힘차게 땅을 밀고 일어
난다.

다. 대퇴부가 다른 사람들보다 긴 경우는 안간힘을 써도 무릎이 조금 나가는 경우도 있다. 그러니 그냥 편안하게 앉자.

다만, 무릎이 앞으로 나가면 안 되는 것보다 더욱 중요하게 신경을 써야 하는 점이 있다. 일어날 때 양 무릎이 안쪽으로 모이면서 일어나지 않도록 하는 것이다. 웬만한 평범한 사람들은 무릎을 두 번째 발가락과 같은 방향으로 유지하려고 노력한다면 충분히 무릎이 모이지 않도록 하며 일어날 수 있다. 그러나 척추, 엉덩이, 다리의 근력이 너무 부족한 사람이라면, 아무리 노력해도 무릎이 모이는 동작이 나올 수 있다.

이렇게 일어나면서 무릎을 모으는 행동은 곧바로 무릎 통증을 유발한다. 무릎이 모이는 동작의 원인은 여러 가지가 있지만, 그것 때문에 운동을 하지 못한다면 이는 핑계다. 스쿼트 동작을 깊이 앉지 말고 전체 범위의 1/4 또는 1/2만 앉도록 한다. 범위를 줄임으로써 강도를 낮추고 무릎이 모이지 않도록 자세에 좀 더 신경을 쓰는 것이다. 이렇게 강도를 낮춰서 자세에 집중하며 운동을 하다 보면 조금씩 근력이 생기고 시간이 지나면 점차 스쿼트 범위를 넓힐 수 있게 된다.

평소 허리를 잘 사용하지 않고 의자에 오랜 시간 앉아 생활하는 사람들은 허리의 유연성이 굉장히 떨어지고, 허리를 뒤로 펴는 동작이 잘 되지 않는다. 그런 사람들은 척추와 골반의 움직임이 굉장히 뻣뻣하고 앉았다 일어나는 동작을 할 때 허리와 골반이 둥그렇게 말린다.

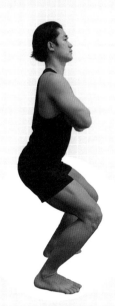

◀ 다음과 같이 무릎이 발보다 지나치게 앞으로 나오는 것은 문제가 있다.

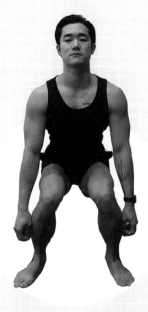

▲ 양 무릎이 앞으로 나가면 안 되는 것보다 더욱 중요하게 신경을 써야 하는 점이 있다. 일어날 때 다음과 같이 양 무릎이 안쪽으로 모이면서 일어나지 않도록 하는 것이다.

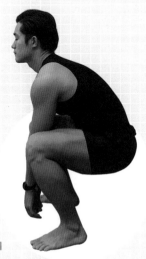

▶ 앉았다 일어날 때 허리가 말린 자세

이런 경우 깊이 앉았다 일어나지 말고 앉았다 일어나는 가동 범위를 줄이며 엉덩이를 뒤로 빼는 것에 신경 쓰는 편이 좋다. 처음에는 엉덩이를 빼는 것에 집중해서 조금씩 앉았다 일어나며 점점 척추와 골반의 감각을 깨우는 것이 중요하다.

스쿼트는 매일 해야 한다. 다만 오늘 한 개수만큼 내일도 할 수 없다면 하지 말자. 오늘 한 만큼 내일도 할 수 있는 개수만 실시하자. 처음 시작은 10개씩 3번, 30개가 좋다. 처음 운동을 시작한다면 그다음 날 다리에 근육통이 생기겠지만, 30개하고 생긴 근육통은 별것 아니다. 여전히 어제와 같이 30개를 다시 실시한다.

매일 할 자신이 없으면 운동을 시작하지 말자. 몸이 변하려면 시간이 필요하다. 스쿼트 1000개를 하루에 하는 것보다 스쿼트 100개씩 10일 동안 하는 편이 몸에 훨씬 큰 변화를 가져온다. 그러니 욕심 부리지 말고 매일 지속할 수 있는 개수만 하자.

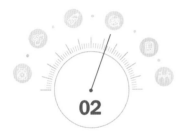

옷의 맵시를 살리고 싶다면 몸을 밀자

어떤 옷을 입어도 옷의 맵시가 살지 않는다면 분명 문제는 옷이 아니라 몸 때문일 것이다. 인터넷 쇼핑몰에서 모델이 입은 것을 보고 너무 멋있어 보여서 구매했는데 내가 입어보니 모델이 입은 옷과 전혀 다른 옷이 되는 경우가 있다. 나도 예전에 몸을 만들기 전에는 화려한 옷을 좋아했는데, 오히려 몸을 만들고 나서는 수수하고 심플한 옷들을 주로 입게 된다. 몸매가 옷을 돋보이게 하는 역할을 하기 때문이다.

옷의 맵시를 살리기 위해서는 남자의 경우 어깨와 가슴 라인이 잘 잡혀야 한다. 어깨 라인이 볼품없이 처지면 옷의 맵시가 살지 않는다. 생각해 보면 "남자는 어깨다"라는 말은 다 이유가 있다. 매력적인 남자가 되려면 아마 듬직한 어깨는 필수적일 것이다. 간혹 선천적으로 어깨 골격이 타고난 사람들이 있다. 그러나 선천적으로 타고난 사람들은 오히려 타고난 것만 믿고 살다가 30~40대가 되어서 배 나온 아저씨가 되는 경우를 많이 보았다. 타고난 어깨가 좁다고 절대로 실망할 필요가 없다. 오히려 후천적인 노력으로 선천적으로 타고난 사람들을 이기는 사람을 많이 보았다. 옷맵시가 사는 몸을 만들기 위해 꼭 헬스장에 가서 무거운 것을 들어야 할 필요는 없다. 얼마든지 지금 당장 만들 수 있다.

'밀기'라는 동작은 어깨와 삼두박근, 가슴 근육을 주로 사용한다.

밀기의 대표적인 운동은 팔 굽혀 펴기가 있다.

나는 팔 굽혀 펴기 하나만으로도 충분히 멋진 가슴과 어깨를 만들 수 있다고 생각한다. 왜냐하면 내가 경험자이기 때문이다. 나는 처음에는 헬스장에서 열심히 운동을 했지만, 일이 바빠지면서 도저히 헬스장을 갈 수 없게 되자 운동을 하지 못했다. 왜냐하면 운동이란 헬스장에서만 하는 것이라고 생각했기 때문이다. 그러나 망가질 대로 망가진 몸을 보고 초심으로 돌아가 매일 팔 굽혀 펴기를 시작했다. 그러자 과거보다 더 보기 좋은 어깨와 삼두박근, 가슴을 갖게 되었다.

팔 굽혀 펴기는 누구나 할 수 있지만 누구나 잘하는 것은 아니다. 평범한 성인 남자들에게 팔 굽혀 펴기 10개를 해 보라고 하면 정자세로 하는 사람은 절반도 되지 않는다. 여자들도 마찬가지다. 먼저 올바른 팔 굽혀 펴기 자세를 이야기하고 쉬운 버전을 이야기해 보겠다.

순서는 다음과 같다.

1. 배를 대고 땅에 엎드린다.
2. 발가락은 세워서 땅을 딛도록 하고, 양손은 손가락을 쫙 벌린 다음 가슴보다 조금 아래에 위치하도록 한다. 이때 팔꿈치는 후방 45도 각도로 벌어져 있는 것이 좋다.
3. 손바닥으로 땅을 힘껏 밀면 되는데 이때 귀와 어깨의 거리가 멀어진다는 느낌을 지속하며 밀어야 한다. 어깨가 움츠러들면서 밀리면 어깨 관절에 좋지 않은 영향을 미친다. 또 배가 땅에 닿을 듯 늘어져서 바닥을 미는 것이 아니라, 목부터 발끝까지 일자가 되도록 배에도 힘을 주고 몸이 일자를 유지하며 미는 것이 가장 좋다. 그러나 이것은 가장 이상적이고 어려운 팔 굽혀 펴기다.

쉬운 버전의 팔 굽혀 펴기는 위의 순서 2번까지는 똑같다. 그러나 3번에서 무릎은 닿은 채로 미는 것이다.

양손과 발끝을 대고 팔 굽혀 펴기를 하는 것보다 양손과 무릎을 대고 팔 굽혀 펴기를 하는 편이 훨씬 쉽다.

그러나 이마저도 힘들게 느껴진다면, 2번까지 순서는 똑같이 하되 3번부터 양손으로 땅을 밀 때 귀와 어깨의 거리가 멀어진다는 느낌을 받으며 몸을 상체부터 다리로 천천히 웨이브를 하듯 미는 것이다.

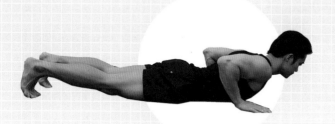

▲ 배를 대고 땅에 엎드린다. 발가락은 세워서 땅을 딛도록
하고, 양손은 손가락을 쫙 벌린 다음 가슴보다 조금 아래
에 위치하도록 한다. 이때 팔꿈치는 후방 45도 각도로 벌
어져 있는 것이 좋다.

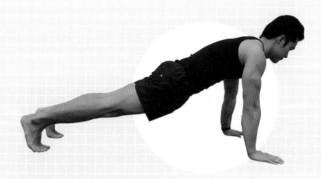

▲ 손바닥으로 땅을 힘껏 밀면 되는데 이때 귀와 어
깨의 거리가 멀어진다는 느낌을 지속하며 밀어야
한다.

쉬운 버전의 팔 굽혀 펴기가 한결 수월해진다면, 이상적인 팔 굽혀 펴기 자세를 갖추고 동작을 해 보면 된다. 그러나 처음부터 바로 이상적인 팔 굽혀 펴기를 하지 말고 손으로 땅을 밀며 엎드려뻗친 상태로 내려갈 때 내려가는 범위를 완전히 가슴을 땅에 닿을 때까지 내려가는 것이 아니라, 1/4이나 1/2 정도만 내려가는 것이다. 이렇게 자세는 바르게 하되 운동하는 범위를 줄여서 강도를 낮출 수 있다.

특히 팔 굽혀 펴기를 할 때 가장 주의해야 할 것이 있다. 귀와 어깨가 가까워지면 안 된다. 안정적이지 못한 어깨의 움직임으로 인해 어깨 관절 안에서 힘줄과 근육들에 마찰이 생기고 염증을 유발한다. 그래서 어깨는 귀와 멀어진다는 느낌으로 몸 가까이 끌어내리는 것이 좋다.

남자라면 팔 굽혀 펴기를 스쿼트 만큼 매일 하는 것이 좋다. 하루에 100개가 5분 안에 끝나는 날이 오도록 매일 자신과 싸워야 한다. 물론 처음에는 30개부터 시작하지만 하루에 1~5개씩 늘려가는 것이 좋다. 나는 회원님들에게는 100개를 하도록 한다. 할 수 있는 만큼 최선을 다하고 또 잠깐 쉬었다가 또 하게 한다. 너무 힘들어하면 무릎을 대고 하도록 하고, 그마저도 힘들면 범위를 줄여서 운동 강도를 낮춘다. 그러나 꼭 100개를 하도록 한다. 이유는 숫자 100과 친해지게 하기 위해서다.

30개부터 점차 늘려나가면 100이란 숫자가 너무 멀게만 느껴지고 하지 못할 것처럼 생각된다. 그러나 막상해 보면 100개는 아무것도

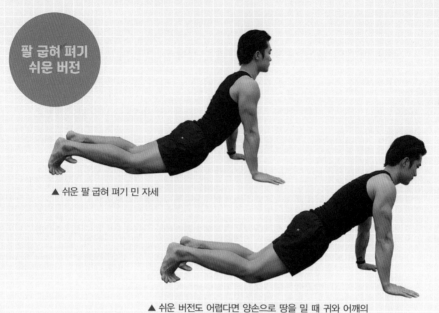

팔 굽혀 펴기 쉬운 버전

▲ 쉬운 팔 굽혀 펴기 민 자세

▲ 쉬운 버전도 어렵다면 양손으로 땅을 밀 때 귀와 어깨의
거리가 멀어진다는 느낌을 받으며 몸을 상체부터 다리로
천천히 웨이브를 하듯 밀어보자.

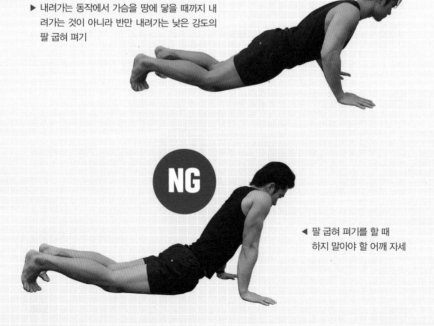

▶ 내려가는 동작에서 가슴을 땅에 닿을 때까지 내
려가는 것이 아니라 반만 내려가는 낮은 강도의
팔 굽혀 펴기

NG

◀ 팔 굽혀 펴기를 할 때
하지 말아야 할 어깨 자세

아니다. 그렇게 처음에는 어떻게 해서든 100개의 개수를 채우라고 한다. 시간이 지나 2주일 정도가 되면 나름 10개 정도는 정자세로 할 수 있게 된다. 대부분의 평범한 사람들은 몸에 대해 조심스럽게 한다. 그러나 너무 약한 강도로만 한다면 몸의 변화는 굉장히 더디다. 부상이 없는 동작에 한해서는 조금 강하게 스스로를 밀어붙여도 된다.

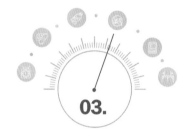

03.

목과 어깨가 아프면
몸을 당기자

현대인, 특히 사무직에 종사하는 사람일수록 목과 어깨가 아프지 않은 사람이 없을 것이다. 모니터를 보며 하는 일이 대부분인 직장인들의 자세를 살펴보라. 또 스마트폰을 사용하는 자세를 떠올려보면 목과 어깨의 통증의 원인을 쉽게 알 수 있다. 시각적 정보에 90% 의존하는 인간에게 몰입이라는 자세는 집중하기 위해 목표물에 눈을 가까이 가져가며 목이 나가는 것이 정상이다.

현대인들은 몰입해야 할 것들이 너무 많고 시간이 길어서 문제다. 24시간 중 잠자는 시간 6~8시간을 제외하고 출근할 때도 스마트폰을 보거나 운전에 몰입해야 하고, 출근해서는 모니터를 보고 몰입해야 한다. 또 퇴근할 때도 스마트폰을 보거나 운전에 몰입하면서 돌아온다. 집에 돌아오면 텔레비전과 컴퓨터 또는 스마트폰에 또다시 몰입

한다.

목과 어깨 통증으로 병원을 찾는 사람이 흔한 것은 너무나 당연하다. 병원에서 일시적인 통증 완화를 위해 약물을 처방하거나 치료를 해주지만 의사선생님들은 한결같이 바른 자세를 유지하고 운동을 하라는 처방을 내려준다.

결국 궁극적인 해결책은 몰입을 통해 자세가 망가지지 않도록 바른 자세를 유지하고 바른 자세를 잘 유지할 수 있는 주변 근육을 강화하는 것이다. 과도한 몰입 자세를 오랜 시간 취하게 되면 거북목이 되고, 어깨가 앞으로 말리게 된다. 이때 등 근육은 늘어나게 되고, 등 근육 본연의 기능을 상실하게 된다. 어깨를 제대로 잡아주지 못해서 늘어나버린 등 근육을 수축강화를 통해 어깨를 제자리로 만들고 목의 정렬을 맞추는 것이 목과 어깨 통증에서 벗어나는 길이다.

그렇다면 어떻게 시작해야 할까? 당기기는 스쿼트나 팔 굽혀 펴기와 다르게 도구가 필요하다. 먼저 가장 보편적인 도구를 사용하는 경우를 이야기해 보겠다.

4개의 다리로 세워져 있는 튼튼한 책상 또는 식탁을 이용할 수 있다. 책상 아래로 들어간 뒤 양손을 어깨 넓이만큼 벌린 뒤 책상 가장자리를 잡는다. 두 발의 바닥을 바닥에 붙인 상태로 책상을 붙잡고 누워서 매달린다.

그러고 나서 두 다리의 도움을 받은 상태로 책상을 잡은 양손을 당기며 몸을 책상 가까이 들어올린다.

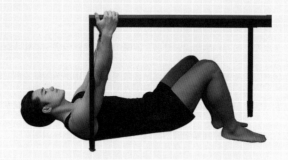

▲ 양손을 어깨 넓이만큼 벌린 뒤 책상 가장자리를 잡는다.

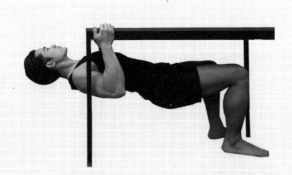

▲ 두 발의 바닥을 바닥에 붙인 상태로 책상을 붙잡고 누워서 매달린다.

이때 양손 사이에 내 가슴이 위치하도록 한다. 호흡은 당기면서 뱉어주고 펴면서 마셔주면 된다. 이 운동의 정식 명칭은 '인버티드 로우'라고 한다. 가정에서도 책상 또는 식탁만 있으면 할 수 있는 운동이기 때문에 당기기 운동에 아주 효과적이다. 다만 생각만큼 쉽지 않아서 10개씩 끊어서 3~5번 반복해주는 것이 좋다.

두 개의 물병을 이용해 당기기 운동을 할 수도 있다. 먼저 두 개의 물병을 들고 바로 선다. 그런 다음 오리궁둥이를 따라하듯 엉덩이만 쏙 뒤로 뺀다. 그런 다음 상체를 45도 정도 기울게 하는데 이때 허리가 거북이처럼 뒤로 둥글게 말리지 말고 꼿꼿이 세워야 한다.

그런 다음 양손에 든 물병을 당기면서 양 팔꿈치가 등 뒤로 모이게 한다.

물병을 당기면서 후하고 호흡을 뱉고, 팔을 펴면서 마시면 된다. 20개를 3~5번 반복해주면 된다. 이 동작은 물병이 아니더라도 밴드를 이용해서 동일하게 할 수 있다. 밴드를 문고리에 건 다음 밴드 가장자리를 잡고 팽팽하게 당겨지도록 거리를 조절한 뒤 바로 선다. 그런 다음 밴드를 잡은 양손을 당기면서 팔꿈치를 등 뒤로 모아주면 된다.

마찬가지로 20개씩 3~5번 반복해주면 된다. 밴드의 강도에 따라 개수를 조절할 수 있을 것이다.

마지막으로 가장 어려운 철봉을 사용하는 경우를 이야기해 보겠다. 양손으로 철봉을 잡는다.

그리고 가슴을 내밀고 철봉에 가슴이 닿도록 당긴다.

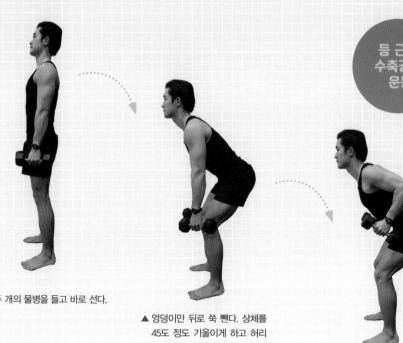

▲ 두 개의 물병을 들고 바로 선다.

▲ 엉덩이만 뒤로 쑥 뺀다. 상체를
45도 정도 기울이게 하고 허리
는 꼿꼿이 세운다.

▲ 양손에 든 물병을 당기면서 양
팔꿈치가 등 뒤로 모이게 한다.
물병을 당기면서 후하고 호흡을
뱉고, 팔을 펴면서 마시면 된다.

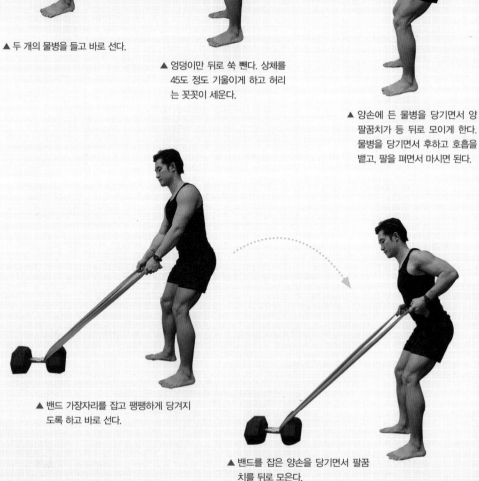

▲ 밴드 가장자리를 잡고 팽팽하게 당겨지
도록 하고 바로 선다.

▲ 밴드를 잡은 양손을 당기면서 팔꿈
치를 뒤로 모은다.

이 동작은 말이 쉽지 실제로 이렇게 철봉을 잡고 당기기를 할 수 있다면 전문가 수준이라 할 수 있다.

초심자에게 철봉을 이용한 당기기 운동은 따로 있다. 철봉의 높이는 두 다리를 땅에 딛었을 때 정수리보다 한 뼘 정도 위에 위치하는 것이 좋다. 너무 높으면 매달려서 올라가기도 어렵고, 초심자는 아무 것도 할 수 없다. 공원에 있는 철봉이나 가정용 스탠드 철봉, 또는 문틀 철봉을 이용해도 좋다. 양 손바닥이 나를 바라보도록 하고 철봉을 잡는다.

이렇게 철봉을 잡은 뒤 두 다리로 땅을 힘차게 차며 점프를 한다. 그리고 철봉을 잡은 양손을 가슴에 닿도록 당긴 뒤 버티면서 내려간다.

잘 버티면 3초 이상, 그렇지 않은 경우 대다수는 1초도 안 되서 떨어질 것이다. 그러나 이것이 운동이다. 비록 1초도 안 되지만 매달려서 버티고 내려오는 이 방법이 몸을 강하게 만들어준다. 이렇게 100개 정도를 매일 하다 보면 평범한 사람이라면 보통 한 달쯤 지나면 한 두 개 정도는 점프가 아닌 힘으로 올라 갈 수 있게 된다. 그렇게 힘이 생기면 100개 중 간신히 매달려서라도 할 수 있는 개수를 하고, 나머지 개수를 점프를 하며 버티는 철봉운동으로 대체하면 된다.

당기기 운동은 운동을 하지 않은 초심자에게는 가장 힘든 운동이다. 특히 철봉을 이용한 운동은 숙련자에게도 매우 힘든 운동에 속한다. 그러나 사실 당기기의 메인 근육인 등 근육이 제대로 자극을 받으

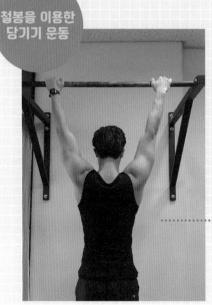
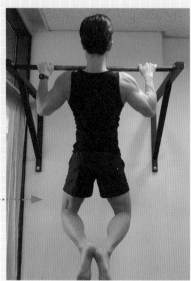

▲ 가슴을 내밀고 철봉에 가슴이 닿도록 당긴다.

초심자를 위한 철봉을 이용한 당기기 운동

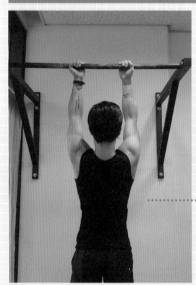
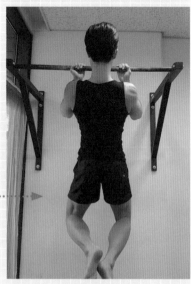

▲ 양 손바닥이 나를 바라보도록 하고 철봉을 잡는다.

▲ 두 다리로 땅을 힘차게 차며 점프한다. 철봉을 잡은 양손을 가슴에 닿도록 당긴 뒤 버티면서 내려간다.

며 운동이 되기 위해서는 보조 근육인 팔의 근육이 충분히 보완해줘야 한다. 그래서 처음에 초보자들이 당기기 운동을 하면 등에는 아무 자극이 오지 않는데 팔만 아프다고 말한다. 이는 당연한 말이다. 보조근이 충분히 강해져야만 주동근이 제대로 운동을 할 수 있게 된다. 그러니 팔이 아프다고 그만두지 말자. 팔이 강해지면 나쁠 것이 전혀 없다. 팔 근육이 어느 정도 갖춰진 다음에야 강력한 등 근육을 갖게 될 것이다.

등 근육 만드는 일은 큰 인내를 요구한다. 고통스럽겠지만 충분히 참을 가치가 있다. 등이 강해지면 목과 어깨 통증과는 이별하게 될 것이다.

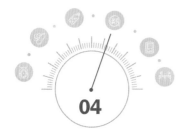

허리 통증을 벗어나려면 몸을 말자

과거 허리 통증으로 정말 고생한 기억이 떠오른다. 어릴 때부터 "허리 펴라"라는 잔소리를 들었지만 스스로 인식하지 못했던 잘못된 자세가 주원인이었다. 거기에 무리한 운동까지 더해지자 허리가 망가져버렸다. 허리가 아프고 나니 여러 가지 활동이 굉장히 불편했다. 조금만 서서 무언가를 하면 허리가 끊어질 듯 아파서 일도 오래 하지 못했고, 허리가 아프니 노는 것조차 힘들었다.

그러나 가장 힘들었던 것은 허리가 아파서 정작 내가 정말 좋아하는 익스트림 스포츠는 엄두도 낼 수가 없었다. 의사선생님은 그런 격한 스포츠를 절대로 하지 못하게 했다. 나는 그제야 척추 건강이 얼마나 중요한지 깊이 깨달았다. 그 뒤로 통증에서 벗어나기 위해 스스로 책을 찾아 공부했고, 내 몸에 여러 가지 실험을 해 보았다. 그리고 나서 아주 간단한 방법을 알게 되었고 놀랍게도 허리 통증에서 벗어났다.

　허리 통증은 전 인구의 80%가량이 일생 동안 적어도 한 번은 경험한다. 45세 미만의 성인들이 겪는 질환 중 감기 다음으로 흔한 질환으로 언급되기도 한다. 현대인들의 허리 통증의 주요 원인은 척추와 주변 구조물의 변형과 장애로 척추의 바른 자세가 무너지기 때문이다. 그래서 중력을 이겨내며 척추의 바른 자세를 유지해야만 통증에서 멀어질 수 있다. 그러기 위해서는 몸을 지탱하는 척추의 주변근육과 몸의 지탱을 돕는 근육들을 강화해야 한다. 특히 복부 근육의 역할이 매우 중요하다.

　척추를 살펴보면 경추는 머리 하나만 받치면 된다. 흉추는 장기를 보호하는 갈비뼈가 몸 앞까지 감싸고 있어서 요추에 비해 견고하다. 그러나 허리 부분은 요추 말고는 단단하게 지탱할 수 있는 것이 없다. 게다가 상체와 하체의 연결 부위여서 움직임이 많기 때문에 유연하지만 안정성은 떨어진다. 이때 강력한 복부가 마치 코르셋처럼 단단하게 몸통을 잡아준다면 요추가 받는 부담을 나누게 되고, 유연하면서도 안정성을 높일 수 있다. 복부가 강하면 허리 통증과는 점점 멀어지게 되는 것이다.

　허리 통증을 호소하는 사람들을 살펴보면 대부분 복부의 근육들이 몸통을 단단하게 잡아주는 기능을 하지 못한다. 그러니 요추 혼자서 몸통을 지탱하는 것이 얼마나 힘이 들겠는가. 그 노고를 허리 통증으로 표출하는 것이다.

그럼 복부를 강력하게 만드는 방법은 무엇일까?

방법은 간단하다. 몸을 둥글게 마는 동작을 하면 된다. 먼저 등을 대고 눕는다. 그런 다음 양 무릎을 몸으로 당긴다. 그리고 양손은 살며시 귀에 가져다 댄다.

그런 다음 호흡을 내뱉으면서 내가 올릴 수 있는 만큼 상체를 말아 올린다. 이때 시선은 누워있을 때 바라보던 천장을 그대로 바라본다.

최대 수축지점에서 1~2초 정도 기다린 뒤 호흡을 들이마시면서 상체를 천천히 이완한다.

이것을 20회씩 3~5번 반복한다.

이때 주의해야 할 점이 있다. 머리 뒤로 손가락 깍지를 끼지 말라. 또 시선을 천장으로 고정해주어야 한다. 왜냐하면 머리를 부여잡고 목까지 강하게 말아버리면 경추 뒤가 과도하게 늘어나 목에 부담을 주기 때문이다.

우리는 배를 강력하게 하는 운동을 하는 것이지 목뒤를 강하게 늘리려는 의도는 없다. 편안하게 하늘을 바라본다고 느끼면서 몸통을 최선을 다해 말기만 하면 되는 것이다. 최대 수축 지점에서 배가 아주 강하게 당기는 것을 느낄 수 있다. 이 운동 이외에도 여러 가지 복부 운동이 존재한다. 그러나 섬세한 지도 없이 잘못하게 되면 허리 뒤 통증이 생길 수 있기 때문에 가장 간단하고 누구나 할 수 있는 몸 말기를 추천한다.

배 운동은 매일 해도 무방하다. 시간이 지나 50개 100개씩 연속으

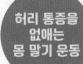

허리 통증을
없애는
몸 말기 운동

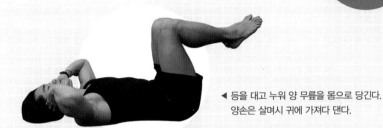

◀ 등을 대고 누워 양 무릎을 몸으로 당긴다.
양손은 살며시 귀에 가져다 댄다.

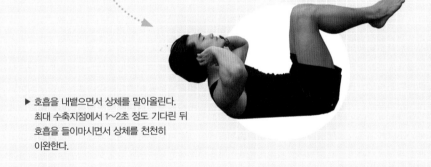

▶ 호흡을 내뱉으면서 상체를 말아올린다.
최대 수축지점에서 1~2초 정도 기다린 뒤
호흡을 들이마시면서 상체를 천천히
이완한다.

NG

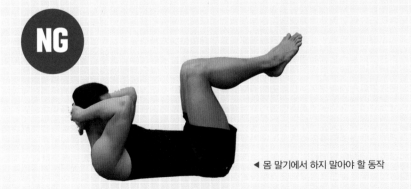

◀ 몸 말기에서 하지 말아야 할 동작

로 해도 힘들지 않다면, 양손으로 무거운 덤벨이나 원판을 들고 동일한 동작을 반복해주면 더 큰 효과를 얻을 수 있다. 나 또한 이 운동으로 허리 통증을 벗어났고, 지금의 식스팩을 갖게 되었다. 지금도 오래 앉아 있거나 불편한 자세로 업무를 오래할 경우에 가끔씩 허리 통증이 찾아오곤 한다. 그때마다 배 운동을 해주면 통증이 완화된다. 배와 허리 뒷부분은 서로 반대되는 작용을 한다. 몸이 말리면 허리가 늘어나며 스트레칭이 되고, 몸이 뒤로 펴지면 배가 스트레칭이 된다. 그래서 허리가 아픈 날이면 반드시 이 몸 말기 운동을 해준다.

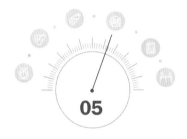

당당한 성공인으로
보이고 싶다면 몸을 펴자

성공한 사람들을 한번 살펴보자. 몸이 구부정한 사람이 별로 없다. 몸이 구부정하면 뭔가 자신감이 없어 보이고 기운이 없어 보인다. 사업 차 미팅을 나갔는데 마주 앉은 상대방이 몸은 구부정하게 하고 고개는 앞으로 떨어져 있다면 어떤가? 물론 첫인상으로 모든 것을 알 수 없으니 섣부르게 판단할 수 없지만, 첫 느낌은 그 사람과 함께하고 싶은 느낌이 들지 않을 것이다.

성공한 사람의 바디랭귀지를 관찰해 보면 가슴은 쫙 펴져 있고, 몸이 곧게 펴져 있다. 곧게 펴진 몸은 다른 사람들에게 자신감 있고 믿음직스러운 느낌을 준다. 또 당당해 보이는 바디랭귀지 때문에 다른 사람들이 함부로 무례하게 굴지 못한다.

성공인들은 누구보다 보이지 않은 섬세한 것들을 중요시한다. 말투나 의상, 얼굴 표정뿐만 아니라 자세도 항상 곧게 펴려고 노력한다. 다른 사람에게 신뢰를 얻어서 성공하고, 사업에서 성공하고 싶다면 자세를 곧게 펴는 것이 중요하다.

몸을 곧게 펴는 일은 타인에게 보이는 이미지 측면에서만 중요한 것이 아니다. 인간이 몸을 곧게 펴고 직립을 한다는 것은 인간으로서 커다란 의미가 있다. 인간은 직립을 하면서 양손을 자유롭게 사용하고 도구를 만들고 사고하면서 다른 동물보다 큰 뇌를 가지게 되었다. 그런데 허리가 굽는다는 것은 뇌의 기능이 퇴화하는 것이나 마찬가지다.

건강 측면에서도 몸을 펴는 일은 매우 중요하다. 우리 몸의 질병 80%가 굽은 자세와 관련이 있다. 근골격계 문제는 물론이고 내부 장기에까지 영향을 준다. 인간이 직립하기 위해서는 수많은 근육이 작용해야 하고, 아주 많은 에너지와 뇌의 활동이 필요하다. 그런데 몸을 구부리면 상대적으로 에너지를 덜 쓰게 된다. 그래서 노화가 진행되고 몸 곳곳이 퇴화하는 나이가 되면 몸을 구부리는 게 점차 편해진다. 몸이 구부러지면 뇌는 점점 구부러진 상태가 정상이라고 인식하게 된다. 굽어진 몸 곳곳은 뇌에 에너지가 그렇게 많이 필요하지 않다는 신호를 보내고 뇌는 그 신호를 받아 '에너지가 많이 필요없구나'라고 인식해 몸을 더 굽게 만든다. 그렇게 나이가 들어서 노인이 되면 허리를 펴는 것이 불가능할 정도가 된다.

몸이 구부러지면 위, 간, 장 등 배 속의 장기를 잡아주는 근육도 제

역할을 하지 못하게 된다. 그래서 소화 장애와 배뇨 장애가 생기고, 굽은 몸에는 근육이 제대로 사용되지 않아 혈액 순환이 잘 되지 않아서 심혈관 질환까지 오게 된다. 굽은 정도가 심할수록, 기간이 오래될수록 몸을 바로 펴는 일은 더 힘들어진다.

몸을 펴는 데는 많은 노력이 필요하다. 그러나 굽은 몸을 펴는 일도 쉽지 않다. 잠시 몸을 펴려고 노력해도 금세 긴장이 풀리면서 다시 구부정해진다. 뇌에는 이미 구부정한 몸이 편한 자세라고 인지되어 있기 때문이다. 자세를 교정하려면 뇌가 바른 자세는 구부정한 몸이 아니라 몸을 곧게 펴고 있는 것이라고 인지하도록 하는 노력이 필요하다. 거기에 몸을 펴는 자세가 좀 더 수월해지도록 몸을 펴는데 사용하는 근육운동을 더해 준다면 자세를 교정하기가 훨씬 쉬워진다.

이제 몸을 펴는 운동을 소개하겠다.

바닥에 배를 깔고 엎드린다. 엎드린 다음 양손을 슈퍼맨처럼 머리 앞쪽으로 뻗는다.

그런 다음 호흡을 내뱉으면서 몸을 기지개 펴듯 손과 다리를 하늘 위로 들어올린다.

호흡을 들이마시면서 온몸의 긴장을 풀고 다시 처음으로 돌아간다.

손부터 발끝까지 몸의 뒷면 전체가 조이고 수축되는 느낌이 들 것이다. 또 등 전체가 뻐근한 느낌이 들 것이다. 어깨와 허리가 굽은 사람에게는 이 운동이 최고다. 20번씩 3~5번을 반복해준다. 이 운동을

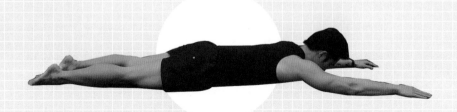

▲ 바닥에 배를 깔고 엎드린다. 양손은 슈퍼맨처럼 앞쪽으로 쭉 뻗는다.

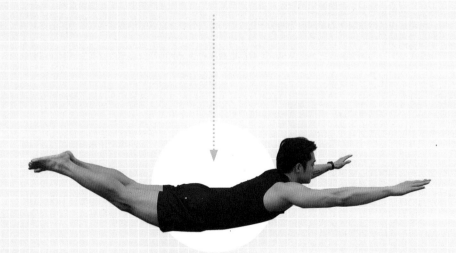

▲ 호흡을 내뱉으며 손과 다리를 하늘 위로 들어올린다.
호흡을 들이마시면서 다시 처음으로 돌아간다.

매일 해주면 더없이 좋다. 당당한 인상을 주고 싶다면 지금 당장 몸을 펴자.

지금까지 배운 5가지의 운동을 매일 함께 해주면 가장 좋다. 그러나 운동의 가짓수가 많게 느껴진다면 2분할로 나눠서 하면 된다. 하루는 앉았다 일어나기, 밀기, 몸 말기를 모두 20개씩 3~5번씩 반복한다. 또 다른 하루는 앉았다 일어나기, 당기기, 몸 펴기를 모두 20개씩 3~5번씩 반복한다.

몸이 펴질수록 삶도 펴지는 느낌을 받게 될 것이다.

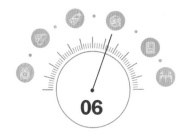

06

살을 빼고 싶다면
무조건 걷자

만약 간절히 빨리 살을 빼고 싶다면 절대 걷기를 포기하면 안 된다.
누구나 부상 없이 특별한 것을 배우지 않아도 안전하고 빠르게 살을
뺄 수 있는 방법이기 때문이다.

그렇다면 왜 걷기인가? 달리기를 하면 안 되는가?

왜 걷기가 좋은지 설명하기 위해서는 에너지 대사에 관련된 이야
기를 빼놓을 수 없다.

살을 뺀다는 것은 지방을 연소한다는 의미다. 지방의 연소 과정에
는 산소가 필요하다. 그래서 지방을 태우기 위한 운동을 유(有)산소 운
동이라고 한다. 그러나 유산소 운동이라고 해서 지방만을 에너지원
으로 쓰는 것은 아니다. 유산소 운동에도 강도가 있다. 최대 심박수를
기준으로 심박수가 빨라질수록 고강도 유산소 운동이 되고, 심박수가

느려질수록 저강도 유산소 운동이 된다. 그런데 고강도 유산소 운동일수록 주 에너지원은 지방이 아니라 탄수화물이 된다. 우리는 살을 빼는 것이 목표이니 지방을 주로 연소하는 활동을 해야 하지 않겠는가? 그래서 달리기보다는 걷기를 추천한다.

연구 결과에 따르면, 가장 지방 연소가 효과적인 것은 경보쯤 되는 걷기 속도다. 너무 빨라도 탄수화물이 주 에너지원으로 쓰이기도 하지만, 운동 초심자나 노약자에게는 발목, 무릎, 고관절, 허리 등 몸 구석구석에 큰 부담이 될 수 있다.

적당한 강도의 유산소 운동을 하더라도 효과적인 지방 연소를 위해서는 시간도 중요하다. 인간의 모든 활동은 보편적으로 탄수화물이 주 에너지원으로 사용된다. 그래서 유산소 운동을 시작해도 처음에는 탄수화물이 주 에너지원으로 사용된다. 그런데 유산소 운동 시작 후 20~30분쯤 지나면 지방이 탄수화물보다 더 주된 에너지원으로 사용된다. 유산소 운동 시작 후 20~30분쯤이 탄수화물 대사율과 지방의 대사율이 교차되는 구간이다. 그래서 걷기 운동의 가장 효과적인 운동시간은 30분은 당연히 넘겨야 하고, 최대 60분 정도까지 걷는 것이 좋다. 이후 더 많은 시간을 걷게 되면 단백질도 함께 에너지원으로 사용되기 때문에 근 손실을 유발할 수 있다.

이렇게 이야기하지만, 우리 몸은 마치 기계와 같이 수치와 값들이 정확히 정해져 있는 것이 아니기 때문에 사람과 상황마다 조금씩 차이가 있게 마련이다. 발표되는 연구 결과들도 한정된 사람으로 연구해 결과값을 내놓은 것이기 때문에 우리는 '보편적으로 그럴 것이다' 라고 수용하면 된다. 그렇기 때문에 살을 빼기 위해서는 자잘하게 계산을 하기보다는 에너지 소모를 많이 하기 위해서 많이 움직이는 것이 정답이다.

실제로 탄수화물 양을 적당히 줄이고, 고단백 식재료들과 야채, 과일, 유제품 등으로 균형 잡힌 영양을 갖춘 식사를 하면서 매일 1시간 이상 약 6~8km를 걸은 회원분은 두 달 만에 100kg에서 80kg로 20kg을 감량했다. 물론 무조건 걷기만 해서는 한계가 있다. 충분한 영양 섭취와 근육 운동을 통해서 근육을 키우지 않는다면 많은 유산소 운동을 통해 근육은 손실되고 목표 감량에 성공해도 그 몸매를 지속하기 어렵다. 무작정 걸어서 지방 연소만 할 것이 아니라 근육 운동과 영양 섭취를 함께 해서 몸의 근육을 키워야 한다.

몸의 근육들이 탄탄히 자리 잡고 있으면 유산소 운동으로 지방을 연소할 때 근육이 없는 사람보다 훨씬 많은 지방을 연소할 수 있게 된다. 근육량이 많다고 기초대사량 자체가 엄청 높아지는 것은 아니다. 높아진 기초대사량의 영향은 미미하지만 많은 근육량으로 우리 몸은 연비가 좋지 않은 몸이 된다. 똑같은 기름을 넣어도 금방 연소되는 스포츠카를 생각하면 이해하기 쉽다. 근육이 많은 몸은 똑같은 유산소 운동을 하더라도 지방 연소 효율이 훨씬 좋아서 지방을 빨리 많이 태운다. 이렇게 변한 몸은 쉽게 다시 예전으로 돌아가지 않는다.

근육 운동은 유산소 운동 전에 하는 것이 좋다. 앞에서 다루었던

'앉았다 일어나기, 밀기, 당기기, 몸 말기, 몸 펴기'를 먼저 실행한 뒤 유산소 운동을 한다면 최상의 효과를 볼 수 있다. 힘든 근육 운동은 탄수화물을 주 에너지원으로 사용한다. 근육 운동을 하면서 탄수화물을 많이 사용한다면, 이후 유산소 운동시 초입부에 사용되는 탄수화물을 미리 사용했기 때문에 지방을 이용한 에너지 소비율을 높일 수 있다. 이렇게 근육 운동과 유산소 운동을 함께 한다면 균형 잡힌 몸을 만드는 데 더욱 좋다는 것은 두말할 필요도 없다.

그냥 걷게 되면 매우 지루할 수 있다. 걷는 동안 오디오북이나 유튜브 등으로 새로운 것들을 배울 수 있다. 물론 넘어지거나 앞사람과 부딪히지 않게 주의해야 한다.

좀 더 효과적인 지방 연소 운동법으로는 고강도 인터벌트레이닝이 있다. 인터벌트레이닝은 '불완전 호흡' 속에서 이루어지는 유산소 운동을 말한다. 인터벌트레이닝을 하면 몸속의 카테콜아민이라는 물질이 우리 몸의 대사 반응을 향상시켜 피부와 근육 사이에 들어 있는 지방 연소를 가속화한다. 원래 육상, 수영, 복싱 등의 운동선수들이 주로 하던 훈련 방법이었는데 다이어트와 운동에 대한 일반인들의 관심이 증가하면서 보다 효율적인 운동 방법을 찾게 되면서 일반인들도 많이 하고 있다.

일례로 15초 보통 속도로 걷고, 10초는 빠르게 뛰는 것을 동일한 유산소 운동 시간에 계속 반복하는 것이다. 인터벌트레이닝은 운동 직후 몸이 완전히 회복되지 않은 상태에서 바로 다음 운동을 하는 것이다. 물론 인터벌트레이닝은 다른 운동보다 더 힘이 든다. 그러나 힘든 만큼 효과도 확실하다. 하지만 이런 고강도의 운동을 매일 지속하는 것은 쉽지 않다. 계속 강조하고 있지만 다이어트에는 지속가능성이 가장 중요하다. 그렇기 때문에 이런 인터벌트레이닝은 이벤트성으로 평소 하던 운동이 지루할 때 한두 번씩 넣어주면 좋다. 하지만 운동 초심자나 노약자들의 경우에는 혼자 하는 인터벌트레이닝은 추천하지 않는다.

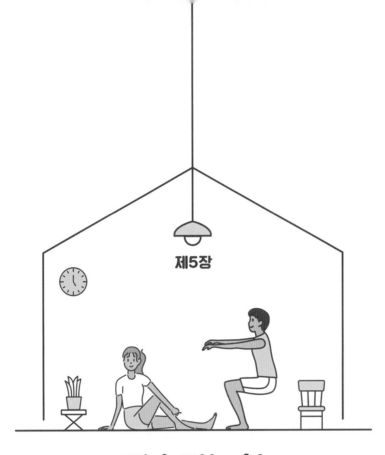

제5장

지속가능한
다이어트의 길

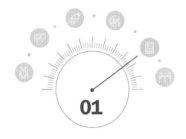

먹으면서 몸매를
유지하는 법

50년 전까지만 해도 다이어트를 하려는 사람이 요즘처럼 많지 않았다. 과거에는 보릿고개 시절이 있어서 배불리 먹을 수 있는 자체가 큰 행복이었다. 하지만 현대에는 먹을거리가 넘쳐나면서 영양 과잉의 시대가 되었다. 심지어 주문을 하면 밤에도 맛있는 음식을 집까지 가져다준다. 그러나 이것이 오히려 현대인들의 건강을 망치는 가장 큰 원인이 되고 말았다.

사람의 오욕, 즉 다섯 가지 욕망은 재물욕, 색욕, 식욕, 명예욕, 수면욕을 말한다. 그중에서 가장 큰 욕구가 무엇일까? 바로 식욕이다. 맛있는 음식이 가득한데 상대적으로 맛없는 음식을 선택하는 것은 정말 고통스러운 일 중의 하나다. 그러나 욕구를 충실히 따르다 보면 비만과 각종 질병이 따라오게 된다.

그렇다면 먹고 싶은 것을 먹으면서도 건강한 몸으로 살 수는 없는 것일까? 한 가지 방법이 있다. 그러나 소수의 사람들만 그 행복을 누릴 수 있다. 방법이 어려워서가 아니라 그렇게 되기까지 긴 시간과 노력, 고통이 따르기 때문이다. 꾸준한 근육 운동으로 근육량을 늘려 기초대사량을 높이고, 기초대사량이 높아진 몸으로 활동량을 늘려 소비하는 칼로리를 높이면 된다. 그리고 영양학에 대한 약간의 지식으로 먹는 방법을 조금만 바꾸면 된다. 운동만 해서는 절대로 몸을 바꿀 수 없다. 먹고 싶은 것을 원하는 대로 먹고 살려면 마치 조삼모사처럼 약간의 변형이 필요하다.

- 고기를 너무 좋아하는 사람이라면 가급적 기름이 많은 삼겹살 대신 목살을, 등심 대신 부채살을 섭취해서 지방량을 줄이는 것만으로도 칼로리 관리에 큰 도움이 된다.
- '한식파'라서 찌개를 좋아한다면 나트륨 섭취가 많아지기 때문에 체중 곱하기 0.33L 이상의 충분한 수분 공급을 해주고 나트륨 배출을 돕는 칼륨이 많은 녹황색 채소와 저지방우유의 섭취를 한다.
- 밥을 많이 먹는 사람들은 대체로 반찬과 주요리를 먹었을 때 입속의 간을 맞추기 위해 밥을 계속 넣는 경우가 많다. 탄수화물 양을 줄이기 위해 늘 밥은 반 공기만 먹고 간을 맞추는 것은 두부나 나물, 버섯 등 담백한 반찬들로 해 보면 혈당을 낮출 뿐만 아니라 식이섬유와 다양한 비타민, 무기질을 섭취할 수 있다.

- 외식을 할 때는 섭취하는 열량을 줄이기 위해 기름기가 많은 중식이나 탄수화물이 많은 양식이 아닌 채소와 단백질 섭취가 많은 샤브샤브 또는 건강한 단백질과 지방을 섭취할 수 있는 해산물 위주로 하는 것이 좋다.
- 치킨이 먹고 싶은 날에는 양념을 많이 바른 양념치킨이나 튀긴 프라이드치킨보다는 구운 것을 선택하고, 떡볶이가 너무 먹고 싶은 날에는 탄수화물 덩어리인 떡의 섭취를 줄이고 떡볶이 국물과 함께 삶은 계란을 많이 먹고, 오뎅 섭취를 늘리는 편이 좋다.

탄수화물은 주 에너지원으로 쓰이고 남는 것은 지방으로 저장된다. 우리 몸은 지방을 필요로 하지만 필요한 양이 그리 많지 않고 질이 나쁜 지방이 아니라 질 좋은 지방이 필요하다. 단백질은 우리 몸을 구성하고 있는 주성분이면서 운동을 한다면 근육 회복을 위해 많은 양이 필요하다. 지나치게 많이 섭취하면 지방으로 저장되지만 평범한 사람들이 단백질을 너무 많이 섭취하는 일은 쉽지 않다. 몸을 만드는 일을 하는 사람들도 단백질을 잘 챙겨 먹는 일을 굉장히 힘들어 하는데 평범한 사람들이 정말 열심히 먹어도 자기 체중 곱하기 2g을 넘기 어렵다.

단백질은 우리 몸에서 해야 할 일이 매우 많은 영양소다. 그래서 질 좋은 단백질과 채소 위주의 식사를 주로 하고, 과한 탄수화물 섭취와 질 나쁜 지방의 섭취를 줄이는 것이 우리 몸의 생리적인 원리에 크게 벗어나지 않는 현실적이고 좋은 방법이라 할 수 있다.

집콕 다이어트

이러한 영양과 생리에 대한 이해를 기반으로 평소에는 간소하고 균형 잡힌 식단을 잘 유지하다가 약속이 있는 날과 주말에는 스스로에게 조금 관대해져서 먹고 싶은 음식도 먹고 풀어주어야 한다. 그러다 평일에는 또다시 약간의 절제를 통해 영양에 균형을 맞추면 된다.

먹고 싶은 음식을 먹는 것도 스스로의 통제 안에서 이루어져야 한다. 아무 생각 없이 순간의 식욕을 이기지 못해 무의식적으로 뇌가 시키는 대로 음식을 먹으면, 먹고 싶은 것을 먹으며 건강한 몸으로 사는 일은 이루지 못한다.

주변에 먹고 싶은 음식을 실컷 먹고, 먹는 양도 많은 듯싶은데 날씬하고 보기 좋은 몸매를 가진 사람들이 있을 것이다. 그러나 그들의 일상을 잘 살펴보면 그런 모습 뒤에는 음식 섭취에 대한 통제되고 계획된 모습이 있을 것이다.

나도 먹는 양이 결코 적지 않은 편임에도 항상 식스팩을 유지하고 있는 비결은 바로 통제와 절제다. 호화로운 식사나 거한 한 끼를 위해서 많은 날을 통제하고 절제하며, 또 통제가 많이 풀어지면 다시금 바짝 통제를 한다. 항상 균형이 무너지지 않도록 풀어짐과 조임의 줄타기를 유지한다. 그리고 운동을 주 3~5회씩 하는 것이 전제 조건이다.

이렇게 조절하고 유지한다면 누구나 먹고 싶은 음식을 먹으며 살 수 있다. 다만 이런 습관은 한 번에 얻어지지 않는다. 약 3~6개월 정도 통제하는 법을 연습하고, 실패도 하면서 울고 웃는 날들이 계속되어야 한다. 그 시기를 잘 견뎌내면 먹고 싶은 음식을 먹으며 건강하고 보기 좋은 몸매를 유지하며 살 수 있다.

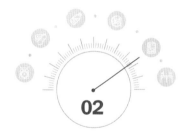

02

다이어트는
평일에 매진하자

사회생활을 하면서 식단을 조절하는 일은 절대로 쉽지 않다. 다이어 트를 결심하고 시작한 지 일주일밖에 안 되었는데 1년에 한 번 만나 는 모임의 일정이 잡히고, 마음을 다잡고 운동을 하려고 하는데 지방 이나 해외 출장 일정이 잡히고, 중요한 거래처 미팅을 갔는데 술자리 가 생겨 거래처 대접을 해야 하고, 회식 자리가 생겨 술을 좋아하는 부장님께 잘 보여야 이번에 승진할 수 있고, 친한 친구들의 생일이 연 달아 있는 등 내 의지를 벗어나는 일들이 꼭 생긴다.

다이어트에 대해 상담을 해 보면 이런 부득이한 상황들 때문에 다이어트에 대한 의지와 열정을 잃고 포기했다고 하는 경우를 많이 본다.

사실 우리 누구나 사회의 테두리 안에서 살고 있기 때문에 이런 만남이 일상이지만, 다이어트를 하려니 방해 요소처럼 느껴지는 것뿐이다. 이런 일상으로 인해 다이어트가 매번 작심삼일로 무너진다면 다이어트의 성공은 평생 어려울지도 모른다. 그러면 이런 상황에서도 다이어트를 유지하는 방법은 무엇일까?

만약 일주일 중 4~5일간 약속이 계속되는 경우라면 다이어트를 하는 중요한 시기에 약속의 중요도에 따라 미팅의 연기가 필요하다. 다이어트는 사실 우리 자신에게는 중요한 시험이다. 이 시험의 결말에 따라 인생이 달라질 수도 있다. 누구나 자신에게 중요한 시험이라면 만사를 제치고 시험을 치를 것이다. 만약 지금 당장 만나야 하는 긴급한 자리가 아니라면, 열심히 적응 중인 다이어트 시기가 지나고 만나도 된다. 정말 나를 생각해주는 사람이라면 지금의 목표에 대한 결심과 마음가짐을 조금만 진솔하게 전해도 상대방은 흔쾌히 허락함과 동시에 응원해 줄 것이다. 또는 그럼에도 나를 보고 싶어 하는 상대라면 다이어트에 도움이 되는 방식의 미팅 자리를 만들어 보자. 함께 다이어트에 도움이 되는 음식을 먹는다거나 술보다는 차를 함께 마시는 방법이 있다. 어떻게 보면 다이어트를 하면서 자연스럽게 나를 존중해주는 사람을 판별하는 기회가 될 수도 있다.

만약 평소에 다이어트를 잘 유지한다면 주중에 한두 번 생기는 이벤트에는 관대해도 괜찮다. 사람의 가장 큰 욕구가 식욕이라고 말했듯이, 다이어트를 하면서 좋아했던 음식을 완전히 안 먹을 수는 없다. 사실 다이어트의 목적도 건강하고 멋진 몸매로 행복하게 살고자 하는 것인데 먹는 즐거움을 완전히 없애 버리면 오히려 삶이 힘들어질 수도 있다.

　사람들의 다이어트를 지도하는 나도 양질의 단백질만 먹는 것은 아니다. 예를 들어 평일 5일을 탄수화물 섭취를 줄이고, 지방 섭취도 줄여 과한 열량을 섭취하지 않고 운동을 열심히 하며 고단백 식단을 유지한다. 하지만 주말에는 데이트도 하고 가족, 친구와 만나기 때문에 평일과는 다르게 먹고 싶은 음식을 먹는다. 이왕이면 점심에 사람들을 만나면 좋지만, 부득이하게 저녁에 만나고 술을 마시기도 한다. 그러면 안주는 최대한 단백질류로 선택하려고 노력한다. 그럼에도 떡볶이와 스파게티가 먹고 싶어서 먹기도 한다.

　사실 이렇게 하루 이틀 먹어도 몸에는 큰 변화가 일어나지 않는다. 평일에 탄수화물을 충분히 먹지 않아서 주말에 이렇게 먹게 되면 글리코겐(탄수화물이 저장되는 형태)이 몸 안에 축적된다. 이때 물과 함께 저장되기 때문에 일시적으로 1~3kg이 증가한다. 그러나 다시 평일이 되어서 강력한 근육 운동을 통해 글리코겐을 소모하면, 마찬가지로 하루 이틀 만에 본래의 체중을 찾는다. 그리고 지방을 연소시키는 저강도 운동의 지속 시간이 긴 걷기 같은 운동도 40~60분가량 해주면, 주말에 이벤트로 먹었던 것은 모두 소모된다.

　다이어트는 내가 하는 일임에도 항상 내가 뜻한 방향으로 흘러가지는 않는다. 중간중간 튀어나오는 장애물이 많을 수밖에 없다. 그러나 평소에 다이어트를 잘 유지하고 성실히 수행하면 한두 번 생기는 이벤트들은 나의 다이어트를 작심삼일로 만들지 못한다. 작심 후 삼일 뒤에 이벤트가 찾아오더라도 멈추지 말자. 또다시 작심을 하고 또 이벤트를 맞이해도 또 작심을 하고, 어떤 일이 생겨도 다시 제자리로 돌아와 잘 조절하고 기존에 유지했던 생활 패턴으로 복귀한다면 몸은 다시 돌아가게 되어 있다.

내 뜻대로 흘러가지 않는 상황들에 끌려다니지 않고 지배하기 위해서는 결국 평소 내 자신의 역할이 중요하다. 대부분 평일에 시간이 없다고 생각하지만 오히려 정해진 대로 움직이는 평일에 잘 짜인 다이어트 루틴을 지속하는 일이 훨씬 쉽다. 자율성이 높아지는 주말이 오히려 자기관리가 더욱 어렵다. 그러니 평일 소소하게 실천하는 다이어트를 무시하지 말아야 한다.

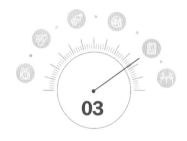

실패의 경험을
복기하고 제외하자

단 한 번의 다이어트 시도로 성공적인 몸을 유지하는 사람이 몇 명이나 될까? 아마도 없을 것이다. 우리의 생활 습관에 따라 몸은 그대로 반응한다. 생활 습관이 늘 좋다면 다이어트를 시도할 필요도 없을 것이다. 그러나 현대인의 생활 습관은 문제투성이다. 절제력이 엄청난 사람이 있어서 습관을 완벽하게 조절했다면, 그 사람은 도인에 가까울 것이다.

　다이어트 실패는 부끄러운 일이 아니다. 회원님들과 상담을 해 보면 남녀 성별에 따라 다르긴 하지만 대개 2번 이상의 다이어트 경험이 있다. 그런데 그 실패의 경험이 오히려 이후의 다이어트와 운동 방향 설정에 크게 도움이 된다. 과거 실패했던 경험을 살펴보며 그때와 같은 방법으로 하지 않으면 되기 때문이다. 그러나 아이러니하게도 사람은 똑같은 실수를 반복한다. 아무 생각 없이 다이어트를 하면 결국 과거와 유사한 길로 가는 자신을 보게 될 것이다. 과거와 같은 실수를 하지 않기 위해서는 먼저 과거에는 왜 그런 방법으로 다이어트를 시도했는지 그 이유를 살펴보아야 한다.

첫째는 빨리 살을 빼는 방법을 택하기 때문이다. 여름휴가 시즌 전이 되면 다이어트 상담이 밀려든다. 대부분의 사람이 빨리 살을 빼고 싶어 하기 때문이다. 여름휴가 시즌 몇 개월 전에 빨리 시작해서 여름휴가 때 매끈한 몸매를 드러내고 싶어 한다. 대부분의 사람들이 다이어트를 결심하고 가장 먼저 선택하는 것이 굶기다. 어떠한 방법을 동원해서 살을 뺀다 가정해도 굶는 것은 일정한 기간 내에 가장 빠르게 체중을 감소시킬 수 있다.

그러나 문제는 이는 오래 지속할 수 없을뿐더러 몸의 상태를 최악으로 만든다. 굶으면 우리 몸 안에서 어떤 일이 일어날까? 굶음으로 인해 체내에 영양소가 부족해지면 몸은 활동을 위한 영양소를 채우기 위해 몸을 갉아먹는다. 지방도 사라지지만 근육도 점점 사라지게 되는 것이다. 그러면 체중이 감량된 이후 다이어트에 성공했다고 생각하겠지만, 그 기쁨과 동시에 과거의 식사 패턴으로 돌아가게 되면 오히려 전보다 지방이 더욱 늘어난 몸을 보게 될 것이다.

둘째는 쉬운 방법을 선택하기 때문이다. 운동에 대해 무지해서, 또는 힘든 게 싫어서, 운동하러 가기 귀찮아서 운동은 하지 않고 먹는 것만 조절하는 다이어트를 하려 한다. 그러나 먹는 것을 조절하는 방식을 보면 그마저도 좋지 않은 방법인 경우가 많다. SNS나 텔레비전 광고를 통해서 나오는 먹으면서도 뺄 수 있다는 보조제의 선택이 대표적인 예다. 그런 제품들 안에 살을 빼는 데 약간의 도움이 되는 성분이 들어 있는 것은 맞다. 하지만 그 효과는 미미하다. 결국 보조제일 뿐이지 그것에 의존하면 안 된다. 그러나 지나치게 기대하다 결국 다이어트는 실패로 끝난다.

셋째는 지나치게 욕심을 부리기 때문이다. 다이어트를 결심한 순간에는 누구나 의지와 열정을 불사른다. 한때 나도 체중이 매우 증가했던 적이 있다. 그때 과하게 욕심을 부려 무지막지하게 운동을 하고 식이조절을 했다가 부상을 입고 식이조절도 얼마 못 가서 포기하고 인스턴트 음식을 폭식했던 경험이 있다. 다이어트 시작 첫날은 의욕이 넘친다. 운동도 열심히 하고, 먹는 것도 닭 가슴살에 양상추 샐러드만 먹는다. 이렇게 유지하면 며칠 만에 살이 확 빠질 것 같은 느낌이 든다. 그러나 지나친 욕심이 반영된 계획은 지속가능하지 않은 경우가 많다. 많은 사람이 다이어트를 시작하면 빨리 결과를 보고 싶은 마음에 현재 본인의 몸 상태보다 오버트레이닝하고 식단도 너무 타이트하게 계획한다. 그러나 내가 할 수 있는 것보다 과하게 계획을 잡으면 얼마 못 가서 그 한계가 드러난다.

운동의 경우는 오버트레이닝을 하게 되면 육체가 피로하게 되고, 의지는 점점 꺾인다. 그런데 계속 무리하게 밀어붙이면 부상을 입게 된다. 부상으로 인해 통증이 찾아오고 운동 수행능력도 떨어지니 의욕도 떨어져 버린다. 또 경험이 없는 사람이라면 부상 시에 적절한 대응을 해 주지 못해서 만성 통증으로 변하는 경우도 있다. 나도 과거 이런 경험이 있었기 때문에 현재는 오버트레이닝을 주의한다. 지도하는 회원님들도 오버트레이닝으로 부상이 생기지 않도록 특별히 신경을 쓴다. 만약 과하게 욕심을 부려 무리로 인해 2주를 쉬고 나면 의지와 열정은 처음과 같지 않을 것이다.

식이 조절도 마찬가지다. 처음에는 타이트한 식단 일정을 지키는 것이 견디지 못할 만큼 어렵지 않다. 하지만 머지않아 억누른 식욕은 고개를 들기 시작한다. 지나가다 맡는 음식 냄새에 후각이 예민하게 반응하고, 텔레비전이나 SNS에서 맛있는 음식을 보면 뇌가 그 음식의 맛을 떠올리게 하며 참을 수 없도록 한다. 이런 고문을 이길 수 있는 사람이라면 애초에 살이 찌지 않았을 것이다. 또 갑작스럽게 잡히는 회식이나 모임, 친구들과의 약속 등도 피해가기 어렵다. 그때 잘 절제할 수 있다면 좋지만, 평소 극단적인 식단을 하고 있다가 맛있는 음식을 먹게 되면, 다시 예전으로 돌아가 고통스러운 식단을 하는 것이 망설여질 것이다. 이것은 우리의 본능이다.

대부분 이런 이유로 다이어트에 실패를 하게 된다. 하지만 다이어트를 성공하고 싶고 앞으로는 진실로 변한 몸으로 살고 싶다면, 실패했던 과거의 경험들을 기억하자. 실패했던 경험들을 제외하는 방법도 성공으로 가는 방법 중의 하나다.

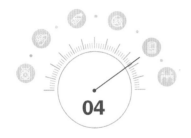

04

애주가는 다이어트를 위해
술자리와 거리는 두되 이별하지 말자

고된 한 주가 끝난 금요일. 저녁에 집에 들어가 영화를 보면서 시원하게 맥주 한 잔을 들이키는 일을 싫어하는 사람이 있을까? 아무도 없을 것이다. 술 한 잔에 마냥 즐겁고 행복하면 좋겠지만 건강에 적신호가 켜지면 즐겁던 술자리가 내심 걱정거리로 변해 버린다. 그럼에도 애주가들은 술 한 잔 기울이는 일을 포기하지 못한다.

애주가들을 살펴보면 날씬한 사람이 드물다. 몇몇 애주가들은 20대 때는 날씬했을지도 모른다. 하지만 30, 40대가 되고부터는 날씬한 애주가는 점차 사라진다. 솔직히 말하면 술을 좋아하는 사람은 날씬해지기 어렵다. 그렇다면 애주가가 다이어트에 성공하기 위해서는 술을 끊어야 할까?

사실은 그렇지 않다. 술을 좋아하고 술자리를 좋아하는 사람이 술을 끊으면 스트레스를 받아서 오히려 더욱 살이 찔 수도 있다. 애주가가 무턱대고 술을 끊는 일은 불가능에 가깝다.

회원분들 중에도 애주가가 많다. 그들은 공통적으로 "다이어트를 하면 술을 마시면 안 되나요?"라고 물어본다. 나도 건강을 지도하는 일을 하고 있지만, 마찬가지로 음주의 즐거움을 알기 때문에 술을 끊으라고 답하지 않는다. 다이어트도 해야 하고 술자리를 포기할 수 없는 사람들이 괜찮은 합의점을 찾기 위해서는 먼저 술이 무엇 때문에 나쁜지 알아야 한다.

술이 나쁜 첫 번째 문제는 술과 함께 먹는 안주의 칼로리다. 무엇을 어떻게 조절해야 하는지 모를 때의 술자리와 안주들을 보자. 1차로 저녁식사와 함께 반주를 한다. 보통 고깃집 또는 한식을 먹으며 술을 곁들인다. 이럴 경우 다량의 탄수화물과 지방을 섭취하게 된다. 1차 자리에서 먹는 양만으로도 평상시 저녁의 양보다 많다. 하지만 술자리는 보통 1차에서 끝나지 않는다. 2차는 배가 부르니 조금 가볍게 먹을 수 있는 곳으로 향한다. 간단히 집어 먹을 수 있는 튀김류나 치킨을 안주로 먹기도 하고, 탕 같은 국물을 먹기도 한다. 튀김류는 지방과 탄수화물이 높아 고칼로리이고, 국물류는 이미 알코올의 이뇨작용으로 부족한 수분을 과한 나트륨이 대사를 방해해서 여러 가지로 유익하지 않다.

경우에 따라서는 술자리가 3차까지 이어지는 경우도 있지만, 1~2차만 살펴봐도 술과 함께 먹은 음식이 평상시의 가벼운 저녁보다 칼로리가 2~10배 정도 높다. 술을 한 잔 한 잔 기울이다 보면 건배와 함께 무의식적으로 입으로 무언가를 넣기도 하지만, 몇몇 사람들은 술기운에 절제된 식욕이 폭발해 마구 먹기도 한다.

술자리에서의 안주는 지방이 적은 고단백 식품과 채소류 위주로 선택하는 것이 좋다. 대표적으로 해산물이 해당하고, 오징어나 황태, 육포 같은 마른안주도 좋다. 그 외에는 샐러드류의 안주도 좋지만, 늦은 저녁 단맛의 과일이 많은 과일 안주는 추천하지 않는다.

두 번째 문제는 술 자체의 칼로리다. 알코올 자체도 1g당 7kcal에 이른다. 그러나 우리가 먹는 대부분의 술은 제품마다 칼로리 표기를 해두지 않았기 때문에 칼로리 계산이 쉽지 않다. 한국소비자원의 정보를 살펴보면, 소주는 한 병(360ml)에 408kcal, 맥주는 한 잔(500ml)에 236kcal다. 종류가 다양하니 소주 종류는 마시는 ML양에 1~1.5 정도를 곱하고, 맥주는 마시는 ML양에 0.5를 곱해서 생각하면 된다.

술자리에서 우리가 먹는 음식과 술의 열량까지 합하면 어마어마한 칼로리가 됨을 알 수 있다. 그나마 우리 몸에 좋은 영향을 주는 술을 꼽자면 달지 않은 적포도주다. 100ml당 약 70kcal정도이고, 항암, 항산화, 항염증 효과가 있어 심혈관계 질환 개선에도 도움이 된다고 알려져 있다. 다만 아무리 좋은 것이라도 과한 것은 좋지 않다. 만약 많이 마시게 되면 다음 날 많이 움직이고 적게 먹을 각오를 하자.

세 번째 문제는 알코올의 대사 과정이다. 알코올이 위와 소장에서 혈관으로 바로 흡수되고 혈중 알코올 농도가 술을 마신 뒤 40~45분

사이에 최고로 올라갈 만큼 알코올은 빠르게 흡수된다. 흡수된 알코올은 혈관을 따라 이동하는데 세포막을 쉽게 통화하기 때문에 여러 장기와 조직, 특히 뇌세포에 많은 영향을 준다. 뇌의 소통 경로를 방해하고 기능에 영향을 주어 판단력과 통제력을 떨어트린다. 이는 음주 후 폭식의 원인이기도 하다.

알코올이 해독되는 과정에서 우리의 몸은 독성 있는 물질의 해독이 우선이기 때문에 지방 분해를 방해하고, 우리가 운동을 통해 손상된 근육에 단백질을 보급하고 회복하는 아미노산의 대사도 뒷전으로 밀리게 된다. 근 회복에는 정도에 따라 보통 24~72시간이 걸리고, 과음으로 인한 알코올 해독에는 24~48시간이 걸리기 때문에 알코올 해독이 완료되기 전에는 근육이 온전하게 회복되지 못한다. 그렇다고 오늘 술자리 약속이 있다고 운동을 하지 말라는 이야기가 아니라 운동을 하면 칼로리 소모는 되지만 자극 받은 근육들의 회복 성장에 효율성이 떨어진다는 말이다.

네 번째 문제는 이뇨 작용이다. 술 마신 다음 날 체중을 재 보면 몸무게가 줄어 있는 경우가 있다. 하지만 이런 체중 감소는 일시적인 탈수 현상 때문일 가능성이 크다. 알코올은 강력한 이뇨제다. 우리 몸에서 탈수를 일으키고 전해질의 불균형을 만든다. 체내의 수분량이 감소하면 전반적인 대사 능력이 떨어진다. 다이어트 효율성이 떨어질 뿐만 아니라, 건강상 여러 가지 문제가 생기면서 건강을 저해하게 된다. 운동선수라면 전해질 부족은 근육에 경련을 일으킬 수 있기 때문에 부상 위험이 높아진다.

그 외 사항으로는 수면 방해로 인한 성장호르몬 분비 저하, 영양소 흡수 능력을 떨어뜨려 체력을 저하시킨다.

알코올은 이렇게 좋지 않은 영향을 미치지만 주류의 매출을 보면 우리나라 사람들이 얼마나 술을 사랑하는지 알 수 있다. 그러나 술자리를 가지면서 건강을 잃지 않고 멋진 몸을 갖고 싶다면, 그에 상응하는 노력을 해야 한다. 안주를 잘 선택하고, 물을 잘 마시며, 술 약속 앞뒤로는 술자리를 대비해 조금 더 절제된 식단과 운동량을 충족하여 보완해야 한다. 애주가가 술을 먹지 않고 다이어트를 하는 것은 오히려 또 하나의 큰 스트레스가 된다. 그래서 술자리와 거리는 두되 이별은 하지 말자.

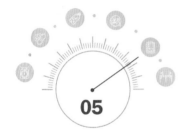

05

염분은 다이어트의
적인가?

"다이어트를 할 때는 국물을 먹으면 안 된다"는 말을 한 번쯤 들어봤을 것이다. 이 말은 반은 맞고 반은 맞지 않는다. 그렇다면 국물을 먹거나 짠 음식을 먹는 것이 대체 다이어트와 무슨 상관일까?

우리나라 사람은 짜게 먹는다는 말을 많이 듣다 보니 나트륨에 대해서 오해하는 사람이 많다. 나트륨에는 칼로리가 없다. 나트륨을 먹는다고 해서 나트륨이 지방으로 변하지는 않는다. 나트륨 자체는 살을 찌게 하는 원인은 아니라는 말이다. 하지만 나트륨이 하는 역할을 안다면, 다이어트를 할 때 왜 나트륨을 조절해야 하는지 이해하게 된다. 또 그럼에도 불구하고 나트륨의 조절이 어렵다면 대안은 무엇이 있는지 알아두어야 한다.

나트륨은 우리 몸이 필요로 하는 6대 영양소 중 무기질의 하나다.

많아도 건강에 좋지 않지만, 없으면 죽음에 이르게 된다. 나트륨은 세포외액에 50%, 골격에 40%, 세포내액에 10% 정도 함유되어 있다. 염소와 결합해서 주로 체액에 존재한다. 나트륨은 몸 안에서 산과 알칼리 평형 유지에 관여해 체액의 알칼리도를 유지시켜 준다. 정상적인 근육의 수축과 신경자극 전달은 나트륨 이온과 칼륨 이온이 세포막을 통과할 때 생기는 전위차에 의해 조절된다. 세포외액과 세포내액의 나트륨과 칼륨의 비율이 잘 유지될 때 혈장 및 세포내 삼투압은 정상으로 유지된다. 쉽게 말해서 우리 몸이 정상적인 기능을 하기 위해 꼭 필요하다는 말이다.

세계보건기구 WHO에서는 1일 나트륨 섭취 권장량을 2g 즉, 2000mg을 권장한다. 우리가 섭취하는 소금으로 약 5g 정도다. 이는 작은 티스푼 한 개 정도인데 우리나라 사람들은 이 권장량의 2배에서 5배가량을 섭취한다. 우리는 왜 이렇게 많이 섭취하는 것일까?

우리나라 사람들의 주된 나트륨 공급원은 소금, 간장, 된장, 고추장 등의 양념류다. 국민건강조사(2012)와 경북대 식품영양학과 이연경 교수팀(2019)의 분석을 종합하면, 나트륨 섭취의 주요 공급원은 소금, 김치, 간장, 된장 순이었다. 또 식품의약품안전처에 따르면 한국인이 나트륨을 가장 많이 섭취하는 음식군은 국, 찌개, 면류다. 국민의 사랑을 받는 신라면의 경우 1회 나트륨 제공량이 1,930mg으로 세계보건기구 권장량인 2,000mg의 97%에 해당한다.

그런데 문제는 우리가 라면을 먹을 때 라면만 먹는가? 대부분이 라면을 먹으며 김치를 함께 먹는다. 게다가 나트륨이 많은 한식을 매일 먹으니 우리는 나트륨 섭취가 많아질 수밖에 없다. 특히 1인 가구일수록 가공식품의 섭취율이 높은데 가공식품의 경우 판매 향상을 목적으로 입맛을 돋우기 위해 나트륨 함량이 높을 수밖에 없다.

그래서 우리나라에서는 극한의 생존 상황이 아니면 나트륨의 결핍은 찾아보기 어렵다. 나트륨이 부족하면 체내 나트륨 함량이 낮아지면서 세포외액의 나트륨 농도가 낮아져 세포외액이 세포내액으로 이동하고 혈액량이 감소하며 혈압이 낮아진다. 뜨거운 여름 열사병으로 땀 배출이 많으면 저혈압으로 쓰러지는 경우가 대표적이다. 그러나 우리나라 사람 대부분은 나트륨 섭취가 많을 때 고혈압과 부종이 생긴다. 아침마다 잘 붓고 평소에도 손발이 잘 붓는 사람들은 평소 나트륨 섭취가 많고 수분 섭취가 적어 혈액 순환이 잘 안 되는 경우가 많다. 나트륨은 수분 평형을 조절하기 위해 혈액의 부피를 증가시켜 혈압이 상승한다. 그리고 혈액 순환을 저해한다. 여러 번 강조했지만, 혈액 순환은 우리 몸에서 굉장히 중요하다.

뿐만 아니라 평소 식사를 할 때 짠 음식들을 자주 먹게 되면 입속의 짠 맛을 해결하기 위해 자연스럽게 밥을 먹게 된다. 그러면 탄수화물 섭취량도 올라가고 자연스레 지방이 축적되어 비만의 길로 들어서게 된다. 짠맛에 우리는 금세 적응하고 계속 자극적인 음식을 원하게 되는데 이는 악마의 유혹과도 같다.

그렇다면 나트륨 섭취를 줄이는 방법은 무엇일까?

집콕 다이어트

단순하게 나트륨이 많이 함유된 음식을 줄이는 것이다. 그러나 혼자 있을 때는 최대한 음식을 가려서 먹으며 조절할 수 있지만, 사회생활을 하다 보면 회사에서 함께 나가서 점심을 먹는데 혼자만 나트륨이 없는 음식을 찾아 먹기가 어렵다. 또 김치를 물에 씻어 먹는 등의 행동을 하면 다른 사람들에게 실례가 될 수도 있다. 나트륨은 체내에서 칼륨과 단짝이다. 체내에서 특정 비율을 갖추고 있기 때문에 칼륨 섭취를 해주면 혈중 나트륨 배출을 도울 수 있다. 칼륨이 많이 들어간 음식은 녹황색 채소, 과일, 우유 등이다.

앞에서 균형 잡힌 식사를 위한 노하우에 녹황색 채소와 과일 섭취의 중요성을 강조했다. 식사 중 채소의 섭취 비율을 높이는 것 말고도 할 수 있는 방법이 바로 식전에 저지방우유를 한 컵 마시는 것이다. 우유 속 칼륨이 식사하면서 추가로 섭취되는 나트륨의 배출을 돕고 약간의 포만감도 채워주니 전체적인 음식의 섭취량을 줄일 수 있다. 라면에 우유를 넣어 먹거나 치즈를 넣어 먹으면 다음날 부기가 덜한 이유가 칼륨 때문이다.

또 충분한 물을 섭취하는 방법이 있다. 충분한 수분 섭취로 인해 나트륨을 빼낼 수도 있다. 평소 짜게 먹다가 물을 더 마셔 보니 몸이 더 부어서 물을 안 마신다고 말하는 사람들이 있다. 그렇다면 몸이 소금에 찌든 상태라 볼 수 있다. 체중 곱하기 0.33L의 수분을 지속적으로 챙겨먹다 보면 어느새 덜 붓는 것을 확인할 수 있다. 물론 혈액 순환을 위해 운동도 병행해야 한다.

다이어트를 해야 하는데 짜게 먹는 습관이 있다고 절망하지 말고 천천히 염분 섭취를 줄이면서 위의 방법들을 실천해 보자. 조금씩 향상되는 자신을 느낄 것이다.

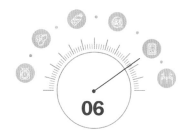

요요를 막는
유일한 길

다이어트에서 가장 힘든 것을 꼽자면 단연 요요일 것이다. 공들여 다이어트를 하고 성공해도 머지않아 원래 체중으로 금세 돌아오는 경우가 많다. 또 원래 체중보다 더 늘어나는 경우도 많다. 텔레비전이나 SNS에서 급격한 다이어트에 성공한 스타가 나와서 자기의 다이어트 경험을 이야기하면 많은 사람이 그 방법을 따라한다. 하지만 정작 그 스타는 얼마 지나지 않아 다시 다이어트 이전의 몸으로 돌아가 있는 경우도 많다. 이런 현상을 요요라고 부른다. 도대체 요요는 왜 오는 것일까? 먼저 사람들이 다이어트를 하는 과정을 살펴보자.

대부분의 사람이 살이 찐 것 같으면 살을 빼려고 할 때 가장 먼저 하는 행동이 '굶기'다. 굶어서 배가 고프고 힘드니 운동은 거의 하지 않는다. 하루 세끼가 아니라 한두 끼만 먹고, 먹는 음식도 균형이 완

전히 무너져 있다. 특정 기간 내에 가장 살을 빨리 뺄 수 있는 방법은 굶는 것이 맞지만 빼고 난 이후를 생각하면 어떤가? 굶는 것을 장기간 지속하기 어렵고, 일정 기간 먹지 못하고 참아왔던 식욕이 폭발하게 된다. 그러면 줄었던 몸무게가 금세 귀환하고 오히려 더 증가하게 된다.

이런 굶는 방식의 다이어트를 할 때 우리 몸 안에서 일어나는 일을 살펴보면 요요가 일어나는 이유를 알 수 있다. 평소 섭취하는 열량보다 갑자기 많은 양이 줄어들어 기초대사량에도 미치지 못하는 음식 양을 먹으면 우리 몸은 그러한 현상에 반응한다. 바로 기아모드가 켜진다. 체내에 들어오는 영양소가 부족하니 우리 몸은 에너지를 절약하기 위해 대사량을 감소시킨다. 나도 모르게 무기력해지고 피로해지며, 만사가 귀찮고, 걸음도 느려지고, 활동도 줄어든다. 기초대사량도 줄지만 활동을 통한 전체적인 대사량을 줄인다. 적은 에너지로도 생활하기 위해 불필요한 움직임을 없애고 여분의 열량이 들어오면 쉽게 지방으로 변환한다. 인위적으로 열량의 섭취를 줄이면 이 기아모드는 다시 켜지게 된다.

계속 영양소를 부족하게 섭취하면 우리 몸은 몸 자체를 깎아내어 에너지를 만든다. 물론 우리가 원하는 것처럼 지방만을 모두 태워버리면 좋겠지만, 우리 몸은 단순히 그렇게 작동하지 않는다. 지방과 함께 근육과 장기들도 조금씩 깎아내려 연소시킨다. 기아모드로 인해 활동까지 줄어든 데다 근육 운동도 하지 않고, 단백질 보충도 해주지 않아서 근육량은 점차 줄어든다.

이것은 굶는 다이어트를 마치고 요요를 불러일으키는 치명적인 원인이다. 기아모드가 켜진 데다가 근육량까지 감소한 상태가 된다면 늦게나마 운동을 한다고 해도 사용되는 칼로리가 다르다. 전에는 1km를 걸으면 60kcal를 썼다면 이때는 훨씬 더 적은 칼로리를 쓰게 된다. 마치 연비가 아주 좋은 자동차가 된 것이다.

결국 이런 몸으로는 체중계의 숫자가 목표치에 도달해도 전보다 더 좋지 않은 몸 상태가 되었을 뿐이다. 목표 체중에 도달해 다시금 원래의 식단으로 돌아가면 소비와 저장 효율이 좋아진 몸이 빠른 속도로 지방을 축적하며 전과 같은 체중을 만들 것이다. 그러나 전보다 같은 체중일지언정 근육량은 더 적은 상태가 된다. 이런 식으로 체중 감량과 회복이 자주 반복되면 체지방률이 점점 더 높아지게 되고, 체중 감량에 걸리는 기간은 더 길어지게 된다. 반면 원래의 체중으로 증가하는 기간은 더 짧아진다.

이런 다이어트를 반복하다 보면 스트레스에 더욱 민감하게 반응하게 되고, 음식이 앞에 있으면 거의 참지 못하게 된다. 고칼로리 음식에 식욕이 돋도록 몸이 변화하게 되고, 몸은 망신창이가 된다.

이런 악순환을 겪다 지쳐서 지푸라기라도 잡는 심정으로 상담을 요청한 분들을 많이 만났다. 결국 방법은 하나뿐이다. 극단적인 방식의 식이 절제는 절대로 지속가능한 방법이 아니다. 인간의 가장 강한 욕구인 식욕을 순간의 의지와 열정으로 통제할 수는 없는 법이다. 현실적으로 지속가능한 6대 영양소의 균형 잡힌 식단을 통해 건강한 식습관을 들이려 노력하고, 일상에서 쉽게 할 수 있는 운동들로 근육을 키우고 대사량을 늘리는 것만이 요요를 막는 유일한 방법이다.

몸은 그 사람의 습관을 그대로 반영한다. 그 사람의 사는 모습 그대로가 몸에 드러나는 것이다. 몸을 바꾸려 한다면 삶의 방식을 바꿔야 한다. 삶의 방식이 바뀌면 몸은 자연스럽게 그 방식에 따라 변하는 것이다. 대부분의 사람들이 하는 시도는 순서가 잘못되었다. 그 사람이 가진 신체적 조건, 주변 환경 등 인위적으로 바꿀 수 없는 것들이 있다. 그런 것들만 탓하고 있으면 유일하게 바꿀 수 있는 것을 바꿀 기회를 놓치게 된다. 몸은 내가 가진 것 중 유일하게 내 뜻대로 바꿀 수 있는 것이다. 몸을 바꿀 수 있는 기회는 근본적인 나의 습관을 바꾸는 것이다. 결국 균형 잡힌 영양소를 잘 먹고 운동을 하며 많이 움직이는 사람만이 요요도 없고 살이 찌지 않는 몸이 될 수 있다.

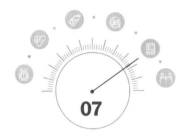

07

다이어트를 성공으로 이끄는 사소한 요소들

대부분의 시간을 다이어트를 고민하고 시도하는 사람들을 만나다 보니 나에게 없던 능력이 생겼다. 그 사람의 이야기를 조금만 들어 보면 그 사람이 정말 다이어트에 성공할지 실패할지 알 수 있게 된 것이다. 다이어트를 말로만 하는 사람, 다른 사람에게 보여주려고 하는 사람, 잠깐 불타오르는 열정만 가진 사람, 먹는 것을 조절하지 못해 실패하는 사람 등등 다이어트에 실패하는 경우는 여러 가지 원인이 있다. 그래서 사람들이 다이어트의 성공에 좀 더 가까이 갈 수 있도록 다이어트와 관련이 없어 보이지만 오히려 중요한 것들에 대해 이야기하고자 한다.

첫째, 쉽게 거절하지 못하는 것. 거절하지 못하는 것이 다이어트와 무슨 상관이 있나 싶겠지만, 실제로는 아주 많은 영향을 미친다. 다이어트에 계속해서 실패하는 사람들을 보면, 쉽게 거절하지 못하는 사람이 많다. 쉽게 거절하지 못한다는 것은 사실 나는 별로 그러고 싶지 않음에도 다른 사람에게 불편한 감정과 상처를 주기 싫어서 나를 희생하고 나의 결정권을 타인에게 넘겨주는 행동이다. 그러다 보면 뜻하지 않은 약속들로 인해 시간과 돈을 사용하는 경우도 많고, 뜻하지 않은 술자리로 먹기 싫은 술을 먹거나 예정되지 않은 과식으로 많은 칼로리를 섭취하게 된다. 뜻하지 않은 일들에 얽매이게 되니 정작 내가 중요하게 생각했던 일들은 하지 못한다.

식사량을 잘 조절하고 있었는데 예상에 없던 식사와 술자리로 많은 양의 칼로리를 섭취하게 되면 집에 돌아가 후회가 밀려온다. 원래는 저녁을 간소하게 내가 준비한 식사를 하려고 했었는데 예상 밖의 일로 그것의 몇 배나 되는 칼로리를 섭취하게 되니 다이어트는 망한 것 같고 자책을 하게 된다. 또 이렇게 먹은 칼로리를 빼려면 더 많이 움직이고 운동을 해야 하는데 야근으로 인해 시간이 없다면 그로 인해 스트레스가 더 쌓이고 단것과 자극적인 것이 생각난다.

또 갑작스럽게 중요한 모임이 생기면 그 때문에 계획했던 운동도 하지 못하게 되는 경우가 있다. 지난주에 운동을 많이 하지 못해서 이번 주는 꼭 세 번을 하려고 했지만 갑작스런 약속들로 인해 스스로와의 약속을 지키지 못하면 자신감을 점점 잃어간다. 다이어트에서 자신감은 정말 중요하다. 그러나 이렇게 스스로와의 약속을 잘 지키지 못하는 자신을 보면 자신감은 계속 떨어지고 결국 다이어트는 실패로 돌아간다.

두 번째, 자존감이다. 자존감은 다이어트 성공을 위해 반드시 필요하지만, 아이러니하게도 다이어트를 시작하는 사람들은 자존감이 굉장히 낮은 경우가 많다. 자존감이란 자신에 대한 존엄성이 타인의 외적인 인정이나 칭찬에 의한 것이 아니라, 자신 내부의 성숙된 사고와 가치에 의해 얻어지는 개인의식을 말한다. 그러나 이런 자신에 대한 존엄성은 망가져버린 몸과 함께 바닥으로 추락한 상태다. 이미 낮아진 자존감을 한 번에 위로 끌어올릴 수는 없지만, 자신감의 도움을 받으면 된다. 자신감은 나를 믿는 것이다.

그러나 그 자신감은 순간 넘치는 열정과 의지로 '난 할 수 있다!' 식의 맹목적 자신감이 아니다. 좋은 운동 습관과 먹는 습관을 향해 한 발씩 내딛으면서 하루하루 내가 이루는 것들이 쌓여야 한다. 그렇게 쌓이는 자신감이 진실된 자신감이다. 하루하루 할 수 있는 현실적인 식단과 운동이 중요한 이유다. 그런 과정을 흘려버리지 말고 사진 또는 글로 남겨두면 기록이 되고, 어느새 나를 믿을 수 있는 근거가 된다. 그렇게 쌓이는 진실된 자신감은 몸의 변화를 지속적으로 만들어내고 변화된 몸과 정신은 자신의 존엄성을 높인다. 외적으로나 내적으로나 전혀 다른 사람으로 태어날 수 있게 되는 것이다.

셋째, 일지의 작성을 귀찮아 하는 것이다. 다이어트를 시작한 사람들은 '뭘 이런 것까지 해야 해'라고 운동일지와 식단일지를 남기는 것을 번거롭게 생각한다. 그러나 이것이야말로 다이어트 승패를 가르는 매우 중요한 요인이다. 다이어트에 성공하려면 식습관과 운동 습관이 굳건하게 자리를 잡아야 한다고 계속 강조했다. 사실 이 점을 모르는 사람은 없다. 그러나 아는 게 중요한 것이 아니라 행동하는 것이다. 행동의 결과물을 남길 수 있는 것이 바로 일지다. 그러나 다이어트를 시작하면서 일지를 작성하는 사람은 실제로 많지 않다. 또는 몇 번 작성하다가 그만두는 경우가 대부분이다.

내가 어제 아침 점심 저녁에 무엇을 먹었는지 일일이 기억이 나는가? 이틀 전에는 무엇을 먹었는지 자세히 기억이 나는가? 내가 언제, 무엇을, 어떻게, 얼마나, 누구와 먹었는지 모른다면, 일주일 뒤 살이 찐 원인이 무엇 때문인지 알 수가 없다. 설사 안다고 해도 대충의 짐작뿐이다. 그런 식의 피드백으로는 다이어트에 성공하기 어렵다. 언제, 무엇을, 어떻게, 얼마나, 누구와 먹었는지 확인한 후 앞으로 무엇을 줄이고, 무엇을 보충할 것인지, 또 어떻게 개선할 수 있는지 스스로 피드백을 얻어야 식습관을 고쳐나갈 수 있다.

식단은 한 번에 바꾸는 것이 아니라 내가 평생 할 수 있는 식단을 구성해야 한다. 지속할 수 없는 식단은 결국 멈출 수 없는 식욕을 불러올 뿐이다. 물론 최대 2주 정도는 깜짝 이벤트를 위해 빡빡하고 어려운 식단을 할 수도 있다. 그러나 그 후에 찾아오는 식욕을 다스릴 계획이 필요하다.

운동도 마찬가지다. 내가 한 운동들을 짧게라도 기록하지 않으면, 지난주에 무슨 운동을 했으며, 지난달보다 내가 나아진 점은 무엇이고, 얼마만큼 강해졌는지 정확히 알 수가 없다. 정확한 데이터가 없다면, 오버트레이닝으로 인해 부상을 입을 수도 있고, 저강도 운동만 지속하게 되면 변화가 없을 수도 있다. 운동은 점점 힘들어지고 내 몸은 점점 강해져야 한다. 점진적으로 나아지지 않는다면 몸은 더 이상 변화하지 않을 것이다.

그렇다고 무모한 강도 변화를 시도하라는 말이 아니다. 운동을 하면서 가장 중요한 점은 부상을 예방하는 것이다. 아주 천천히 강도를 올려야 한다. 만약 무모하게 강도를 높여 부상을 입는다면 저강도 운동을 하는 것만 못하다. 다치면 적어도 1주일은 운동을 하지 못한다. 인대, 힘줄, 관절 부위가 다치게 되면 2주 이상 쉬어야 한다. 그래서 욕심을 부리지 않기 위해서라도 나의 운동 상태를 정확히 파악해야 한다. 운동일지는 그래서 꼭 필요하다.

변화를 위해서는 현재의 내 상태를 꿰뚫어봐야 한다. 내 몸 상태는 그렇게 된 이유가 반드시 있다. 그 이유는 항상 내 안에 있기 때문에 나를 탐구해야 한다. 그 탐구를 위해 일지를 작성하는 것이다. 변화를 위해 스스로 더 나아지기 위한 여러 가지 시도를 할 것이고, 그 결과를 가지고 피드백하며 조금씩 나아져야 한다. 식단일지와 운동일지는 현재의 나를 파악하는 아주 정확한 방법이다. 현재 내가 어디쯤에 있는지 알아야 앞으로 어디로 가야 하는지 방향을 잡을 수 있다.

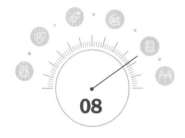

다이어트 정보의 바다에
빠지지 말자

다이어트를 시작한 사람들 중에서 가장 많이 보이는 모습이 큰 변화가 없다며 포기하는 것이다. 운동을 시작하는 사람들 대부분은 빨리 멋지고 건강한 몸을 만들고 싶어 한다. 그러다 보면 운동에 관련된 주변의 말이나 매체의 정보에 민감해지고 마음이 흔들리게 된다. 그래서 다이어트의 기본이 되는 원칙을 꼭 알아두고 자신의 페이스를 유지해야 한다.

몸을 효율적으로 성장시키는 데는 세 가지 요소가 필요하다. 첫째 운동을 해서 근육에 상처를 입혀야 한다. 둘째 근 성장에 필요한 단백질과 6대 영양소를 균형 있게 잘 챙겨먹어야 한다. 셋째 근육이 성장할 수 있게 적절한 휴식을 해야 한다. 또 중간에 부상을 입기라도 하면 부상 회복을 위한 휴식이 더욱 중요하다. 이것이 아름답고 멋진 몸을 만들기 위한 기본이다.

그렇다면 이 세 가지 중 무엇이 가장 중요할까? 바로 '운동을 해서 근육에 상처를 입히는 것'이다. 그러나 아름답고 멋진 몸을 만들고 싶어 하는 평범한 사람들이 가장 지키지 않는 것도 이것이다. 몸이 힘들기 때문이다. 또 선수가 아닌 평범한 사람들이 그런 식의 운동은 불가능하기도 하다. 그래서 다른 대책이 필요하다.

나도 그런 시기가 있었다. 대형 헬스장에서 일을 할 때는 하루에 2시간씩 운동을 하고, 식단도 철저히 지키고, 휴식도 잘 취했다. 그러나 2년간 사무직으로 일을 해야 하는 시기가 있었는데, 그때 직장인들의 마음을 이해할 수 있었다. 매일 야근을 밥 먹듯이 하고, 일에 치이고, 컴퓨터 앞에서만 일하다 보니 2년 동안 내 몸은 빠르게 망가졌다. 이미 배가 D형이 되어 있었다. 아침 8시부터 밤 10시까지 때로는 12시까지 일을 하면서 남의 일로만 생각했던 "운동할 시간이 없다"는 말을 실감했다. 헬스장에서 1~2시간을 운동하는 것만이 진짜 운동이라고 생각했던 나에게 그 진짜 운동을 할 여유는 전혀 없었던 것이다. 하루 종일 앉아서 일만 하다 보니 운동에 1~2시간을 쓰는 것도 불가능했다. 그래서 한참을 고민하다가 이 문제를 해결하기 위해서 내가 떠올린 방법은 '매일 운동하기'였다.

나는 결심한 그날부터 '팔 굽혀 펴기 100개, 스쿼트 100개, 윗몸일으키기 100개'를 하루도 안 빠지고 했다. 일에 쫓겨 영양을 제대로 챙기기도 어려웠지만 주어진 조건에서 최대한 단백질 섭취를 하고 탄수화물을 줄이려 노력하며 채소와 과일을 섭취했다. 몸의 각 근육 부위를 나누어서 운동을 하는 것이 아니라 매일 동일한 운동을 하다 보면 휴식기가 없다는 단점이 있었지만, 현실적으로 분할을 하며 휴지기를 따지며 운동을 하는 것 자체가 사치였다. 그래서 내가 처한 상황에서 내가 할 수 있는 최선의 운동을 선택하는 수밖에 없었다. 그렇게 1년이 넘는 시간을 지속하자 정말로 몸이 결과를 보여주었다. 다시 힘도 생기고, D자형 배가 사라지고 근육질 형태의 몸이 되었다.

그때 깨달은 점이 있다. 몸을 만드는 완벽한 방법은 없다는 것이다. 가장 중요한 것은 어쨌든 몸을 사용해서 운동을 하고, 그다음 섭취하는 영양의 균형을 잡고, 그다음 여유가 생겨 운동 강도를 높일 때 휴식도 취하면 되는 것이다.

"스스로를 믿는 순간 어떻게 살아가야 할지 깨닫게 된다." 이는 괴테의 〈파우스트〉 속 한 구절이다. 다른 누구의 말이나 어디서 본 정보보다 자신이 직접 느끼고, 보고, 들은 경험이 있어야 무엇을 어떻게 할 것인지 정확한 방향을 알게 된다. 처음에는 아무것도 모르기 때문에 시도하지 못하는 경우가 있다. 그러나 몸에 대한 기본적인 정보들을 알게 된 후에는 이야기가 달라진다. 기본적인 정보를 통해 아주 기본적인 운동이라도 행동을 해야 하고 행동해야만 결과를 얻을 수 있다. 결과가 실패든 성공이든 그 경험을 통해 스스로 판단해야 한다. 나 또한 실패를 통해 얻은 값진 교훈으로 수많은 정보 속에서 나의 길을 찾을 수 있었다.

인터넷의 수많은 정보는 내 배를 산으로 이끌 것이다. 진위 여부를 판단하기 어려운 정보들은 물론, 좋은 정보일지라도 나의 상황과 맞지 않을 수도 있다. 믿을 만한 코치나 정보처에서 몸 만들기의 기본이 되는 정보를 습득하고, 하나씩 직접 시도해 보자. 그 시도에 따른 변화를 보고, 또 다른 방법을 적용해 보자. 어차피 평생 해야 할 일이니 몇 번의 시행착오가 곧 더 빠른 지름길이 될 수 있다. 운동법은 적어도 2주~한 달 정도는 해 보고 판단하자. 이것도 부족하다고 말하는 전문가들도 있다. 그러나 일반인이 2~4주를 지속적으로 운동하는 것도 대단한 일이다. 결국 수많은 시행착오를 거쳐 스스로를 믿게 되면 어렵게 보이는 몸만들기도 어려운 일이 아니며 다이어트는 평생의 일상이 되어 있을 것이다.

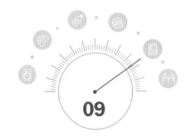

다이어트가 망해가는
징조 7가지

다이어트를 하다 보면 늘 옳은 길로만 가지 않는다. 잠시 방황하고 성공의 궤도로 돌아오는 경우도 있지만, 망해가는 징조와 함께 침몰하는 배처럼 실패의 수렁으로 빠지기도 한다. 망해가는 징조 7가지를 미리 알아본다면, 나의 다이어트에 빨간 경고등이 켜졌을 때 일찍 알아차릴 수 있을 것이다.

첫 번째, 평소 잘 절제하던 단맛의 군것질 횟수가 늘어난다. 단맛의 군것질은 강력한 중독 신호를 가지고 있다. 통제하지 못하고 입속으로 계속 집어넣는다면, 그동안 열심히 해온 모든 노력이 물거품이 된다. 여자들은 갑자기 식욕이 당기는 경우를 생리 때문이라고 생각하며 이 신호를 무시할 수도 있다. 그러나 아무리 생리 때문일지라도 단맛의 군것질은 다이어트에 치명적이다. 남자 여자 구분 없이 단맛의 군것질 섭취는 곧 엄청난 양의 칼로리를 섭취하는 것이다. 물론 그것을 유독 좋아하는 사람은 다이어트 중 일주일에 하루를 정해 먹는 것은 괜찮다. 대신 다른 날들은 잘 절제해야 한다. 통제하에서 일어나는 일탈은 괜찮지만, 무의식적 습관을 늘 주시해야 한다.

두 번째, 술자리가 늘어난다. 평범한 일반인들의 몸을 망치는 가장 주된 원인은 아마 술자리일 것이다. "술자리는 많아도 술을 안 마시면 되지 않나요?"라는 질문을 가끔 받는데 술자리에서 술을 마시지 않는 강력한 절제력이 있다면, 아마 살을 찌우지도 않을 것이다. 결국 술자리가 많아지면 술도 많이 마시게 된다. 의도했든 그렇지 않든 술자리의 횟수가 늘어난다면 내 다이어트도 망해가고 있다는 징조다. 만약 부득이하게 술자리가 많아졌는데 다이어트를 꼭 성공하고 싶다면, 술자리의 중요성을 가늠해 보고 횟수의 조절과 술자리에서 술과 안주를 컨트롤하는 요령을 알아두어야 한다. 이 내용은 책의 앞부분에서 설명했다.

세 번째, 어제 먹은 음식들을 모른다. 식단일지의 중요성에 대해서는 앞에서 강조했다. 내가 무엇을 먹는지 스스로 파악하고 있지 않으면, 식습관을 조절할 수 없다. 부득이하게 어제 먹은 음식 중 탄수화물이 많았고, 기름기 있는 음식들을 많이 먹었다면, 오늘은 조금 간소한 채소와 단백질 위주의 음식을 섭취해야 한다. 그런데 어제 먹은 음식, 이틀 전에 먹은 음식들이 기억나지 않는다면, 오늘 또 다이어트와 거리가 먼 식단으로 이탈하게 될 가능성이 높다. 일주일에 4~5일은 잘 관리된 식사를 하고 1~2일은 상대적으로 자유롭게 식사를 하는 것이 좋다. 물론 통제되는 날이 많을수록 몸은 정직하게 변한다. 하지만 지나치게 강압적이면 지속가능성에 어긋난다. 결국 식단일지를 쓰는 이유는 지속가능한 식단 관리를 위해서다. 적어도 3~4일은 무엇을 먹었는지 알고 있어야 한다.

네 번째, 점점 핑계가 늘어난다. 이것이야말로 다이어트가 망해가는 가장 강력한 징조일 것이다. 사람들이 자신의 생각과 행동에 서로 모순이 되어 불편함을 느끼는 상태를 인지부조화 상태라고 한다. 자신이 잘못된 선택을 한 것을 알고 난 후에도 그 선택이 어쩔 수 없었다고 믿으려 하는 것이다. 분명 잘못된 선택임에도 여러 가지 이유로 옳았다고 우기는 것이다. 그런데 우리는 보통 합리적인 결론보다 자신의 믿음을 선택하는 경우가 많다.

사람들은 자신의 몸이 살찌고 무거워졌다는 것을 느끼고 다이어트를 시작한다. 그런데 초반에 열심히 노력했음에도 살이 충분히 빠지지 않으면 꾹꾹 눌러왔던 식욕이 폭발하며 참았던 음식을 먹으면서 정당화하며 갖은 핑계를 댄다. 잠시나마 심리적 안정감을 찾지만 인지부조화로 인해 불편한 감정이 든다. '나는 왜 이렇게 의지가 약할까?', '왜 별로 어려운 일도 아닌데 이것조차 해내지 못할까?'라고 스스로를 깎아내리기 시작한다. 생각과 행동의 괴리감으로 자괴감과 무력감이 더해진다. 이러한 인지부조화로 인한 실패를 맛보지 않기 위해서는 작은 실천이 필요하다. 거창하고 거대한 목표로 스스로 무너지지 말자.

몸은 습관을 그대로 반영한다고 말했다. 운동을 해야 하는데 핑계가 늘고, 식단을 조절해야 하는데 핑계가 늘고, 술자리를 갖게 되는 핑계가 늘고, 걷기를 해야 하는데 날씨에 대한 핑계가 늘어 행동하지 않으면 그것이 그대로 몸에 나타날 것이다. 인지부조화 다이어트 상태를 탈출하기 위해서는 다이어트의 속성을 충분히 이해하자.

다섯 번째, 행동 없이 욕심만 많아진다. 행동이 결여된 욕심은 열등감과 실패를 부른다. 행동하지 않으면서 다른 사람의 몸매만 쳐다보고, 욕심만 한가득이라면 열등감을 불러일으키고 질투심만 생겨 마음이 망가진다. 결국 망가진 마음 끝에는 몸도 함께 망가진다. 행동하지 않으면서 바라지 말자. 힘들거나 지쳐서 몸을 쉬게 하는 중이라면, 잠시 마음도 함께 내려놓고 쉬자. 과한 욕심은 화를 부를 뿐이다.

여섯 번째, 내일부터라는 말이 잦아진다. 이것은 다이어트가 망하는 첫 번째 징조다. 핑계 중에서도 가장 먼저 생기는 핑계다. 다이어트 시작한 지 얼마 안 된 입문 다이어터에게 가장 많이 보이는 모습이다. 한때 친한 동생이 다이어트에 대한 고민을 진지하게 이야기하며 어떻게 해야 좋은지 물었다. 나는 충분한 설명을 통해 지속가능성과 지금 당장을 강조했고 시간은 밤 11시였으나 당장 나가서 턱걸이와 팔 굽혀 펴기, 스쿼트부터 시작해 보라고 말했다. 그는 처음에 내일부터 하겠다고 했고 계속 설득하자 결국 밤 11시가 넘어 나가서 행동으로 옮겼고 지금까지도 좋은 몸을 유지하고 있다. 무엇이든 시작이 제일 어렵다.

일곱 번째, 쉽고 편한 방법을 찾게 된다. 다이어트의 가장 큰 적은 쉽고 빠른 방법이라고 생각한다. 다이어트란 본디 오래 걸리는 하나의 과정이다. 이제껏 해오던 식습관을 완전히 바꿔 새로운 습관을 자리 잡게 하는 것이다. 몸은 그런 습관을 그대로 반영할 뿐이다. 그러나 누구나 습관은 결코 쉽게 바뀌지 않는다. 엄청난 저항에 부딪히는 것을 반복해 이겨냄으로써 새로운 습관을 만들 수 있다. 그런데 주변의 광고를 떠올려 보라. 그 제품만 사용하면, 그 제품만 먹는다면 단시간 내에 살이 쭉쭉 빠질 것처럼 광고한다. 그러한 제품이 계속 나오는 이유는 효과가 있어서라기보다 사람들이 쉽고 편하게 살을 빼고 싶어 하는 욕구가 가장 크기 때문이다. 그런데 광고들을 잘 살펴보면 애초에 날씬하고 몸매가 좋은 모델들이 나와서 그렇게 되고 싶은 욕구를 불러일으키도록 광고를 한다. 결국 쉽고 편한 방법을 찾지 않는 것이 가장 빠르게 다이어트를 성공하는 방법이다.

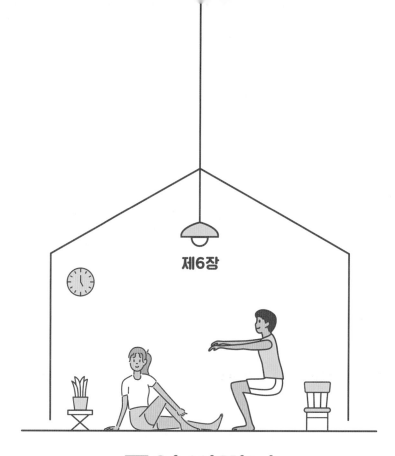

제6장

몸이 바뀌니
삶이 달라지다

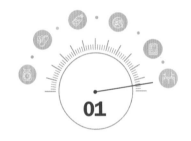

몸이 바뀌자 당당한 아빠,
남편이 되다

비만이었던 40대 가장의 이야기다   조광근

나는 예쁜 딸 둘을 가진 40대 아빠다. 코치님을 만나기 전 나는 일에 치여 하루하루 숨이 턱끝까지 차듯이 살았다. 분명 내 인생 어느 한 시점에는 몸이 가벼웠던 걸로 기억한다. 그러나 일을 본격적으로 시작하고 나서 모든 것이 달라졌다. 잦은 회식과 야식, 그리고 바쁜 출장길에 허기를 달래줄 간식, 스트레스와 함께 찾아오는 폭식은 나와 내 몸을 망쳐놓았다. 어느새 나는 비만과 고혈압, 고지혈증 등 온갖 성인병을 달고 살게 되었다. 그러나 어느 순간 정말 이대로는 안 되겠다는 생각이 들어 혼자서라도 무언가를 해야 했다. 과감하게 끼니를 자주 거르니 살이 빠지긴 했다. 그러나 곧바로 요요가 찾아왔다. 다이어트가 내게는 정말 힘이 들었다. '다이어트는 나랑 맞지 않는구나, 나는 그냥 이렇게 살아야 하는구나'라는 생각이 들면서 결국 다이어트를 포기했다.

그러나 결정적인 사건이 있었다. 첫째 딸이 태권도를 시작했는데 생각보다 잘해서 시범단까지 들어갔다. 시범단에 들어간 것은 좋았는데 시범단 자녀들의 부모모임이 문제였다. 모임에 처음 나갔을 때 내심 충격을 받았다. 나만 아주 뚱뚱하고 다른 부모들은 몸매도 보기 좋고 모두 깔끔하게 차려입고 있었다. 나는 몸에 맞는 옷도 없어서 반팔 티셔츠에 반바지를 입고 나갔으니 옷차림으로도 튈 수밖에 없었다.

고깃집에 가서 다들 즐겁게 이야기를 나누는데 나는 거기에 쉽게 낄 수가 없었다. 내 몸과 옷에 너무 신경이 쓰이는 데다 자리가 불편하고 긴장해서인지 땀을 뻘뻘 흘려서 티셔츠가 다 젖어 그 자리가 마치 지옥같았다. 그 순간 딸과 아내에게 너무 미안한 감정이 들어 울컥했다. 사랑하는 딸의 아빠로서 그리고 사랑하는 아내의 남편으로서 이렇게 부끄러운 모습으로 살고 싶지 않았다. 그 순간 나는 큰 결심을 했다.

집으로 돌아와 샤워를 마치고 인터넷을 검색하다 코치님을 알게 되었다. 코치님과 상담을 통해 나는 내가 다이어트를 하는 목적을 찾았고, 하늘이 무너지더라도 무조건 변할 것이라는 결심을 했다. 그러나 대망의 첫 운동을 마치고, 나는 현실을 깨달았다. 스쿼트와 팔 굽혀 펴기를 30개씩밖에 하지 않았는데, 현기증이 나면서 속이 메슥거렸다. 운동은 얼마 하지도 못하고 누워서 진정을 하다 집으

Before & After

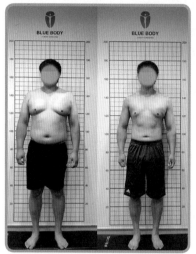
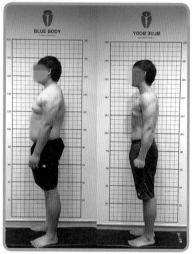
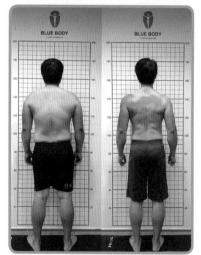

몸이 바뀌니 자신감도 생기고
자존감도 높아졌다.
돌이켜보면 지금의 나는
새로운 삶을 살고 있는 듯하다.

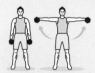

로 갔다. 게다가 다음 날 찾아온 근육통에 나는 몸을 제대로 움직이지도 못했다. 그동안 내 체력이 얼마나 형편없었는지 직접 확인하는 순간이었다.

그러나 하늘이 무너지더라도 변할 것이라는 내 결심에는 변함이 없었다. 2주 정도 지나자 처음과 같은 근육통은 없었다. 점점 재미가 붙기 시작했고 굉장히 뿌듯했다. 식단 조절도 코치님이 가르쳐준 영양학 지식을 내가 먹는 음식에 적용하니 힘들지 않았다. 그냥 탄수화물과 포화지방을 줄이고, 양질의 단백질과 채소를 많이 먹으니 충분히 견딜 수 있었다.

3주쯤 지나자 몸이 달라지는 것을 눈으로 확인할 수 있었다. 한 달이 지나고 두 달이 지나니 뚱뚱했을 때는 있는지도 몰랐던 근육들이 눈에 보이기 시작했다. 더 크게 만들고 싶은 욕심이 났고, 다이어트 때문에 시작한 운동으로 몸까지 좋아지니 자신감이 붙었다.

마침내 나는 운동하는 시간이 기다려졌다. 일이 너무 바쁠 때는 운동하는 시간을 10분밖에 내지 못했지만 그 10분 동안 최선을 다했다.

어느덧 시간이 흘러 지금은 건강검진의 결과들이 모두 정상이다. 스스로도 몸이 굉장히 건강해졌음을 느낀다. 몸이 바뀌니 사야 할 옷들이 많았는데 쇼핑하는 시간이 정말 즐거웠다. 자신감도 생기고 자존감도 높아졌다. 그리고 무엇보다 그렇게 지옥같이 느껴졌던 시범단 부모모임에서 나는 주인공이 되었다. 지금의 나는 마치 새로운 삶을 살고 있는 듯하다.

회원님과 함께하는 내내 가족을 얼마나 사랑하는지 느껴졌다. 소
중한 가족에게 부끄러운 모습을 보이는 것과 자신에 대한 신뢰가
낮아진 것 때문에 변화의 의지가 충만했다. 그러나 그런 순간 타
오르는 의지는 금세 꺼지기 마련이다. 오히려 변화에는 지속가
능한 끈기와 인내가 필요한 법이다. 시작과 함께 내가 할 일은 그
불타오르는 열정을 분산시키는 일이었다.

첫날 함께 운동을 했던 때가 기억난다. 불타는 열정을 몸이 이기
지 못했다. 얼굴이 노랗게 변하면서 속이 울렁거려 구역질이 나
올 것 같다며 고통스러워하셨다. 나는 차근차근 시작하실 수 있
도록 현실적이고 지속가능한 운동법과 영양의 균형이 잡힌 식단
을 알려드렸고 예상대로 잘 지켜주셨다. 불타는 열정을 분산시켜
지속가능한 끈기와 인내로 하루하루 자신과 약속한 일들을 해냈
기 때문이다.

그 결과 허리는 약 30cm가량 줄어들고, 20kg 이상의 체지방 감
량을 해서 근육이 도드라졌다. 눈으로 봐도 엄청난 변화가 한눈
에 보였다. 이런 변화를 주변사람들이 알아봐주고 칭찬을 받으니
더욱 신이 나서 운동에 흥미가 붙었고 하루도 빠지지 않고 운동
을 성실히 하며 균형 잡힌 식단을 지키려 노력하셨다.

자신의 몸 때문에 자포자기한 사람일지라도 그 괴로움을 잠시 내

려놓고 냉정하게 자신을 바라본 뒤 내가 할 수 있는 지속가능한 것들을 매일 실행하는 것 말고는 몸을 완벽하게 변신시키는 일은 없다. 회원님은 앞으로도 계속 건강한 몸을 유지할 수밖에 없는 습관을 몸에 익혔기 때문에 다시 요요로 힘들어하실 일은 없을 것이다.

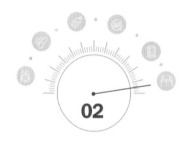

02

정신적 붕괴를
육체의 수련으로 이기다

몸도 마음도 무너져 있던 30대 초반 남성의 이야기다   정홍주

20대 중후반까지 이어진 대학생활 동안 술과 야식을 즐겨 먹기는 했지만, 다행히 농구를 굉장히 좋아해서 비록 살은 10대 때보다 쪘어도 체력과 건강에는 여전히 자신이 있었다. 대학을 졸업하고 군 복무를 시골에서 시작할 때만 해도 BMI 지수가 여전히 22~23 정도로 다이어트는 여전히 남의 일이라고 생각했다.

그러다 군 복무 3년차인 무렵 내 또래의 남자들이 그러하듯 원하는 삶의 방향과 가치관이 완성되어 가고 있었다. 그러나 이 부분에서 집안과의 갈등이 극심했고 다시 떠올리기도 너무 마음 아픈 일들을 겪기도 했다. 혼자서 시골에서 복무를 하다 보니 스트레스나 상실감을 관사에서 혼자 술을 마시며 달래며 지냈다. 결국 심한 좌절감에 빠져 그토록 좋아했던 농구도 손에서 놓게 되었다. 그때부터 1년 동안 체중이 12kg쯤 늘어났다. 군 복무가 끝나고 사회로 복귀했지만 무너진 정신만큼이나 몸도 엉망이 되어 있었다.

눕기만 하면 바로 잠들던 사람이 불면증이 생기고, 건강검진에서도 이상이 발견되었다. 또 이직을 하게 되면서 업무 강도가 이전과 비교할 수 없을 정도로 높아져 건강관리를 미루고 있는 나 자신을 발견하게 되었다. 그러다 어느 순간 반복되는 일상에 대해 회의감이 들기 시작하면서 에너지가 고갈되었음을 자각하게 되었다.

더 이상 방치하면 회복 불가능한 단계로 넘어갈까 봐 걱정이 되어서 PT를 받을 수 있는 곳을 검색했고 '가까우니 여기부터 한번 가 보자'는 식으로 기대 없이 찾아갔다. 사실 근처 몇 군데를 다 방문해 보고 결정을 할 생각이었는데 코치님과 첫 상담 후에 바로 코칭을 부탁드렸다. 다른 곳처럼 인바디와 배 둘레를 대강 체크하고 "열심히 나오세요" 하고 상담이 끝날 줄 알았는데 1시간이 넘는 시간 동안 나에 대해서 면밀히 질문하고 기록했다. 아마도 현재의 몸 상태가 된 것은 결국 개인의 정신이 만들어낸 결과물이기 때문에 개인의 몸 상태 못지않게 정신 상태 체크가 중요하다고 여겨 그렇게 자세히 상담을 해준 것으로 생각된다.

막연히 '적게 먹고, 많이 운동하라'는 주입식이 아니라, 매 수업 초반 5분 동안 해주는 강의와 운동 중의 조언을 통해 마음속에서부터

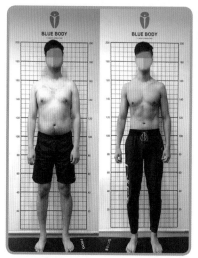

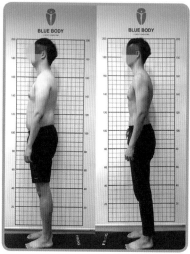

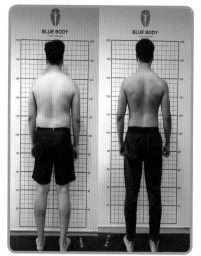

몸이 균형이 잡히고 강해지니
큰 정신적 고통을 이겨낼 수 있는
힘을 얻었다는 점이 가장
큰 소득이다.

'내가 이래서 뭘 적게 먹고, 이런 이유로 운동을 해야 하는 구나'를 받아들이게 된 것 같다. 운동과 식이 조절을 '습관'을 통해 꾸준히 건강한 패턴을 유지하도록 이끌어준 덕분에 지금은 퇴근 후 아무리 피곤해도, 또 주말에 약속이 있어도 자동으로 운동화로 갈아 신고 러닝을 하러 나가며, 외식을 해도 밥을 1/3만 먹고 탄산음료는 입에 대지 않는 스스로를 발견하게 되었다.

물론 10주간의 몸무게, 체지방률, 근육량의 숫자상의 변화도 만족스럽지만 코치님께 정말로 감사드리는 부분은 따로 있다. 아직도 스트레스를 받는 상황이고 그로 인해 정신적 고통은 여전하지만, 지금은 몸이 균형이 잡히고 강해지니 큰 정신적 고통을 이겨내고 있다. 예전처럼 '에라 모르겠다'라고 무너져 내리지 않게 될 힘을 얻었다는 점이 가장 큰 소득이다.

현대인들, 특히 직장인들이 일터에서 치열하게 경쟁하고 일에 치이고 사람에 치이다 보면 당연히 스트레스는 극에 달하고 퇴근 후에는 그 피로감에 눕고만 싶고, 출근 전 30분, 1시간이라도 더 늦잠을 자고 싶은 게 당연하다. 그러나 그렇게 한다고 해서 피로감이 풀리고 활력이 생기는 것 같지는 않다. 반복되는 일상이나 일에서 받는 스트레스에 심신이 지쳐서 무기력감이 들수록 잠깐이라도 운동화를 신고 나가서 가벼운 러닝을 하는 편이 정답일지 모른다는 생각이 든다. 코치님이 "마음이 힘들수록 몸을 강하게 하라"는 이야기를 여러 차례 언급해준 덕분에 오랫동안 잊고 있던 사실을 자각하게 된 듯하다.

우리는 살면서 좋은 일보다는 좋지 않은 일을 더 많이 겪게 마련이다. 그렇기 때문에 좋은 기억들이 우리의 마음속에 더 깊게 자리 잡는 것이다. 그런데 문제는 좋지 않은 일들이 너무 강하거나 연속해서 일어나면, 그 정신적 스트레스를 이겨내는 것이 절대로 쉽지 않다. 물론 하늘은 인간에게 견딜 수 있는 만큼의 스트레스를 준다지만, 정신적인 스트레스에 무너지면 건강을 잃게 된다. "스트레스는 모든 병의 근원이다"라는 말은 사실이다. 스트레스가 궁극적으로 치명적인 이유는 면역력을 떨어뜨리기 때문이다. 스트레스로 인해 면역력이 떨어지면 질병을 얻게 되고 건강을 잃게 된다. 그리고 삶은 더욱 황폐해진다.

스트레스로 인해 건강을 잃지 않기 위해서 꼭 필요한 것이 바로 육체의 강함이다. 나는 회원님들께 늘 하는 말이 있다. 몸이 아프거나 힘들면 반드시 쉬라고, 몸이 아플 때는 운동을 하는 것이 아니라고, 그러나 정신과 마음이 힘들 때는 몸을 강하게 밀어붙여 운동을 하라고 말씀드린다. 정신과 마음이 어지럽고 힘들 때 육체의 수련에 집중함으로써 마음의 고통을 잊을 수 있다. 수도승들이 정신을 다잡는 강력한 육체적 고통을 통해 수련하는 것은 다 이유가 있다. 미리미리 육체를 단련해 둔다면 정신과 마음에 아무리 힘든 고통이 와도 다시 일어날 수 있는 힘을 얻게 된다.

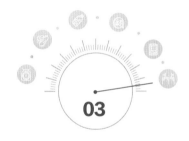

03

지속가능한 다이어트가
삶에 활력을 불어넣다

30대 여성 직장인의 이야기다   김지혜

나는 과거 무리한 다이어트를 통해 20kg을 뺀 경험이 있다. 단식을 통한 다이어트였다. 그러나 그 후 수년간 학업과 취업 준비로 인해 운동을 전혀 하지 않았고, 단식으로 억누르고 있던 식욕은 스트레스가 더해지자 폭발해버렸다. 배가 불러도 계속 먹게 되었고 배가 터질 듯 부풀어 오른 뒤에야 먹는 것을 멈출 수 있었다. 당연히 몸은 엄청난 속도로 불어났고 차에 앉아 운전을 할 때 운전대를 돌리는 것마저 버겁게 느껴졌다. 그제야 나는 운동의 필요성을 다시금 느꼈다.

그러나 게으른 몸을 움직이는 일은 너무 힘들었다. 수년간 학업과 취업 준비로 공부를 하느라 하루 종일 앉아서 시간을 보냈고, 취업을 한 뒤에도 지칠 대로 지친 몸을 이끌고 집에 들어오면 거의 누워서 시간을 보냈다. 살이 찌고 배도 점점 나왔지만 외면하기 위해 헐렁한 옷들을 주로 입었다. 육안으로 확인이 안 되니 나는 계속해서 살찌는 것을 외면할 수 있었다. 나는 점점 나 자신을 잃어가는 것을 느꼈다, 저하된 체력으로 인해 일에 에너지를 쓰는 것만으로도 버거웠다. 나를 위한 시간은 없었다. 점점 무기력해지고 퇴근 후 나의 일상은 누워 있는 시간이 대부분이었다.

더 이상 내려갈 데도 없는 상태의 나는 살기 위해 코치님을 찾았다. 오랜 상담을 통해 가치관을 다시 점검하는 기회를 가졌다. 내 삶을 다시 돌아봤고, 운동을 해야 하는 목적이 생겼다. 외적인 변화뿐만 아니라, 자존감을 다시 회복해야 했다. 그리고 일을 더욱 효율적으로 하기 위해서 나는 건강을 되찾아야 했다. 나는 평생 건강하고 싶었다. 과거 내가 했던 방법을 듣고 코치님은 지속불가능한 운동법과 식이요법은 다이어트를 망하게 하는 지름길이라는 이야기를 해주었다. 그 말에 나는 충격을 받았다. 평소 내가 알고 있던 방식의 다이어트는 나를 망가뜨리는 것이었고, 무엇보다 지속가능한 다이어트 방법이 얼마나 중요한 것인지 알게 되었다.

운동을 시작하기 5분 전 항상 잠깐의 교육을 받았는데 지속하기 위해서는 지식이 필요하다고 했다. 왜 물을 잘 챙겨먹어야 하는지, 왜 식단에 단백질 비중이 높아야 하는지, 운동은 왜 해야 하는지를 조금씩 알게 되자 강제로 하는 것이 아니라 내 스스로가 받아들이고 스스

Before & After

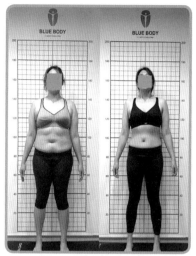

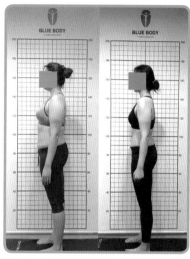

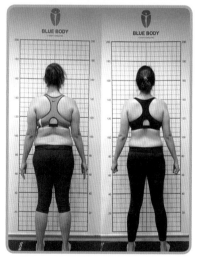

평소 내가 알고 있던 방식의
다이어트는 나를 망가뜨리는
것이었고, 무엇보다 지속가능한
다이어트 방법이 얼마나
중요한 것인지 알게 되었다.
요즘 나는 항상 내 자신에게 되뇐다.
'천천히 그러나 방향은 확실히,
내 몸은 변화 중이다.'

로 방법을 찾아 조언을 받는 모습으로 변했다. 그냥 다이어트 식단에는 닭 가슴살을 먹어야 하고, 어떤 음식은 안 된다며 단순히 규정된 다이어트를 해왔던 나는 이렇게 변한 스스로의 모습이 너무 신기했다. 왜 그렇게 먹어야 하고, 어떻게 조절해야 하는지 방법을 알게 되자 직장생활을 하며 동료들과 밥을 먹으면서도 다이어트를 할 수 있다는 생각을 갖게 되었다. 이런 점을 몰랐다면 나는 또 망하는 다이어트를 하고 있었을 것이다.

시작이 반이라 하지만 내 시작은 반에도 못 미쳤다. 육중한 몸에 근육은 하나도 없었고, 기초적인 운동도 힘들었다. 스쿼트 30회와 팔 굽혀 펴기 5회를 하고 나는 기진맥진 쓰러졌다. 그러나 한 달이 지날 무렵 나는 달라짐을 느꼈다. 외관의 변화는 크지 않았지만, 몸은 가볍고 활력이 넘쳤다. 게다가 매일 운동일지를 쓰면서 나의 운동량이 발전하는 모습을 확인하게 되니 더 동기부여가 되었고, 식단일지를 쓰면서 식습관을 알게 되고 조절하는 능력이 더욱 커졌다. 또 다른 분들의 일지를 보며 모두 열심히 하고 계신 모습을 보면 스스로 열심히 해야겠다는 생각밖에 안 들었다.

코치님이 숙제도 내주었는데 혼자 해야 하기 때문에 숙제는 혼자도 할 수 있는 부담되지 않는 양과 운동법으로 주었다. 강제성이 없음에도 숙제가 크게 어렵지 않아서 스스로 충분히 할 수 있었다. 요즘 나는 항상 내 자신에게 되뇐다. '천천히 그러나 방향은 확실히, 내 몸은 변화 중이다.'

아주 전형적인 30대 직장인 여성의 고민을 가지고 계신 회원분이었다. 모든 직장인들이 똑같은 고민을 가지고 있으리라 생각된다. 많은 사람이 회사의 업무로 받은 스트레스와 피로를 자극적이고 기름진 음식 먹기 또는 그냥 누워서 텔레비전이나 스마트폰을 보면서 가만히 쉬기 등의 방법으로 해소하려고 한다. 이것이 진정 쉬는 법이라고 생각하기 때문이다. 그리고 그 결과로 살이 쪄 버리면 근본적인 해결책이 아닌 짧은 순간에 얼른 지옥같은 모습에서 벗어나고 싶어 한다. 그리고 단식이나 짧은 시간에 결과를 낳는 극단적인 방법을 선택한다. 하지만 이렇게 하면 결국 악순환이 되고 만다.

악순환의 굴레를 빠져나오는 방법은 지금과 다른 삶을 사는 것밖에 없다. 문제는 스트레스를 푸는 방법과 휴식에 대한 정의, 그리고 단기간에 결과를 원하는 마음 모든 것이다. 이 모든 것이 바뀌어야 한다. 피곤하다고 몸을 보살피는 일을 외면하지 말아야 한다. 스트레스는 몸을 움직이는 활동으로 풀려 노력하고, 자극적인 음식은 6대 영양소가 골고루 갖춰진 식단으로 바뀌도록 노력해야 한다. 또 짧은 시간 변화를 원했던 마음을 바로잡아 변화는 지속가능함이 뒷받침될 때 따라온다는 것을 받아들여야 한다. 그 노력의 대가는 절대 배신하지 않는다. 다만 결과가 드러날 때까지 노력을 멈추지 말아야 한다.

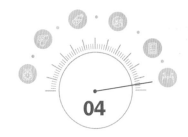

04

40대부터는 체력이
경쟁력이 된다

40대 초반 여성 직장인의 이야기다   김우영

나는 40대 초반의 술을 좋아하고 운동을 그다지 좋아하지 않았던 직
장인 여성이다. 30대 중반 이후 1년에 2~3kg씩 불어나던 체중이 늘
걱정이었다. 원인은 물론 잘못된 식습관과 운동 부족이었을 것이다.
주 4일 맥주 2000cc 정도는 거뜬히 마셨으니 알코올도 크게 한몫했
을 것이다. 어느 날 거울을 봤는데 거울 속 나는 불룩한 배와 푸짐한
엉덩이, 그리고 셀룰라이트가 가득한 허벅지의 소유자가 되어 있었
다. 점점 거울 속 내 모습이 싫어져 화장할 때 손거울만 보고, 거울 속
나의 현실을 부정하는 날들을 보냈다. 그러면서도 날마다 인터넷에서
운동, PT, 빨리 살 빼는 법, 단기간에 다이어트 하는 법 등을 검색하고

는 했다. 그렇게 검색이라도 하면 뭔가 다이어트에 대한 노력을 한 것 같고, 이상하게도 뿌듯한 기분을 느꼈다. 그러나 현실은 퇴근 후에 어김없이 맥주캔을 원샷 하는 일상이었다.

코치님을 알고 나서도 한참을 망설이며 발을 내딛지 못했다. 나에게는 당장 다이어트를 할 수 없는 이유가 너무나 많았다. 회사가 너무 바빴고, 다음 주엔 모임이 있고, 다음 달엔 여행을 가야 하는 스케줄이 이어졌기 때문이다. 그렇게 5개월이 넘는 시간 동안 눈과 머리로만 다이어트를 하고 시간을 흘려보냈다. 그동안 살은 더욱 쪘고, 몸은 더욱 망가져버렸다. 왜 그렇게 차일피일 미뤘는지 후회가 된다. 완벽한 순간이 찾아오기를 기다리기보다 처음 마음먹은 그때 시작했다면 지금쯤 더 좋은 모습이었을 것을 알기에 아쉬움이 크다. 하지만 이것을 깨달은 순간도 늦지 않다.

그동안 나는 운동을 즐기는 삶을 살지는 않았지만, 헬스, 여성 순환 운동, 스피닝, 요가, 그룹운동 등 여러 가지를 두루 경험했다. 그러나 지금처럼 섬세하게 운동을 배워 본 적은 없었다. 처음에는 운동이 너무너무 힘들어서 눈물도 나고 못하겠다고 징징거리기도 했다. 그러나 코치님은 포기하지 않고 악마 같은 미소로 웃으면서 계속 운동을 하게 했다. 영양과 몸에 대한 생리를 지도받으면서 좋아하는 술과 음식들을 먹으면서도 나는 식이 조절을 할 수 있었다. 술을 정말 좋아하는데 그것을 포기하지 않고 이렇게 할 수 있게 된 것이 너무 행복하다.

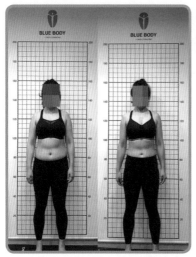
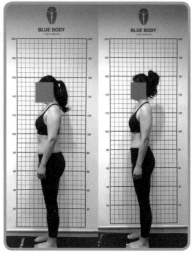
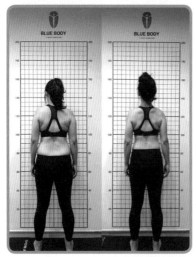

운동을 해 보니 깨달은 점이 있다.
처음에는 너무 두렵고 어렵게
느껴졌는데 어느 정도
시간이 지난 뒤에 스스로 변화를
느끼고 눈으로 확인되니 스스로
동기부여를 받고 알아서
더 열심히 하게 된다.
나도 40대가 되서야 제대로
시작했지만, 더 늦지 않은 것이
다행이다.

그러나 그만큼 치러야 할 대가가 있었다. 코치님과 수업을 하지 않는 날은 코치님이 주신 숙제들로 운동을 했고 결국 나는 매일 운동을 했다. 모든 것을 소화하는 것이 쉽지 않았다. 때로는 일탈도 했고, 과하게 먹고 마신 적도 있지만, 그래도 또다시 마음을 다잡고 제자리로 돌아왔다.

운동을 해 보니 깨달은 점이 있다. 처음에는 너무 두렵고 어렵게 느껴졌는데 어느 정도 시간이 지난 뒤에 스스로 변화를 느끼고 눈으로 확인되니 스스로 동기부여를 받고 알아서 더 열심히 하게 된다. 누군가 나처럼 망설이고 있다면 지금 당장 운동을 시작하는 편이 제일 현명한 길이다. 나도 40대가 되서야 제대로 시작했지만, 더 늦지 않은 것이 다행이다.

예담코치 Comment

40대 중 많은 사람이 '40대에 운동을 시작하기에는 조금 늦은 것이 아닐까?'라고 생각한다. 이는 잘못된 생각이다. 인생의 후반전으로 갈수록 운동은 더욱 필요하다. 젊을 때는 활기차고 에너지가 넘치기 때문에 자연스럽게 활동량도 많다. 먹는 양에 비해 살이 찌지 않는다. 그렇게 30대가 되면 서서히 몸이 예전 같지 않음을 느낀다. 30대에 운동을 시작한 사람과 그렇지 않은 사람은 40

대에 다른 길을 걷게 된다. 그러나 40대에도 운동을 시작하지 않은 사람은 50대에 더욱 다른 길을 걷게 된다. 요즘의 40대는 예전 부모님 세대의 40대와 같지 않다. 30대와 구분이 잘 되지 않는다. 그래서 40대에 운동을 시작해도 충분히 건강해질 수 있다.

안전을 최우선으로 한 기본적인 근력 운동과 양질의 균형 잡힌 식단을 통해 근육을 성장시키고 몸의 시계를 거꾸로 돌릴 수 있다. 물론 20대, 30대만큼 빠른 속도로 몸의 변화가 찾아오지는 않을 것이다. 그러나 40대가 되면 더욱 잘할 수 있는 것이 있다. 바로 끈기다. 20, 30대보다 더 긴 인생을 살아 봐서인지 운동을 시작한 40대는 끈기가 있다. 어쩌면 건강을 잃으면 어떤 일이 생기는지 더욱 실감해서일지도 모르겠다. 그래서 함께한 회원님들도 지금은 엄청난 변화를 이루셨다. 예전과는 비교도 안 될 만큼의 체력과 힘, 에너지, 말 그대로 건강함을 가지고 계신다.

여행을 엄청 좋아하시는 분은 운동 후 여행을 다녀오시고 엄청난 변화를 느꼈다고 한다. 여행하는 동안 빡빡한 스케줄을 소화해내며 정말 많이 돌아다녔음에도 전혀 힘들지 않았다는 것이다. 같이 간 일행들이 힘들어하는 모습을 보고 자신의 체력이 정말 좋아졌다는 것을 느꼈다고 한다.

운동을 통해 체력이 좋아지면 같은 나이대의 다른 사람들에 비해 더 많은 일들을 할 수 있고, 더 많은 것들을 성취할 수 있다. 운동은 시간을 사는 일이다. 강해진 체력은 더욱 많은 것들을 할 수 있는 시간을 벌어준다. 누군가는 일하고 돌아오면 너무 지쳐서 소파에 누워 핸드폰을 만지다 잠이 들지만, 누군가는 일하고 돌아와서 운동도 하고, 새로운 것도 배우고, 공부도 하다가 잠자리에 든다. 이 차이는 무엇이 만드는가? 바로 운동을 통해 길러진 강한 체력이다. 체력이 좋아지면 다른 사람들보다 더 긴 하루를 보낼 수 있다.

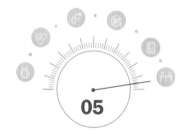

05

운동이 일으킨
내 인생의 나비효과

30대 초반의 예비 의사의 이야기다   김창운

오래전부터 준비하고 고민한 끝에 '운동'을 시작하기로 했다. 하지만 '아직 학기도 남아 있고, 여름도 다 끝나는 시점에 좀 생뚱맞은 거 아닐까?'하는 마음에 다시 또 며칠을 고민했다. 덕분에 한동안 내 머릿속에는 '운동' 생각으로 꽉 차 있었다. 하지만 생각해 보면 출발 총성만 없을 뿐, 우린 시시때때로 조금씩 조직 내의 근육들이 운동을 하고 있다. 물론 매일매일, 뜀걸음 10km, 팔 굽혀 펴기 100개 등의 운동을 생각한다면 시작할 엄두가 나지 않고 숨이 턱 막히기도 한다. 과연 잘할 수 있을까라는 불안감과 첫 순간부터 많은 것을 이루려는 생각에 사로잡히기도 한다. 과거 다이어트를 경험했던 사람이라면 다시 실패

집콕 다이어트

하면 어쩌나 하는 두려움이 들 것이다. 이것들은 낯선 공기가 기도를 통과할 때처럼 이질감을 부르고 긴장감을 야기한다.

첫발을 뗀 우리의 발목은 마치 쇠사슬에 묶인 것처럼 무거울 때가 많다. 말 그대로 천근만근이다. 마티아스 펨이란 사람은 이런 말을 했다. "개미가 자기 집이 무너지는 것을 발견했을 때 가장 먼저 하는 일은 화내거나 실망하는 것이 아닌 집 지을 재료들을 다시 모으는 일이다."

이리저리 도망쳐도 결국 한 번은 거쳐야 할 과정이 시작이며, 무너질 것 같은 순간 날 일으켜주는 것 역시 첫걸음이다. 물론 가끔은 생각만 해도 징그럽고 눈물 나는 시작이 있다. 그래도 어쩌겠나, 다른 길이 없는 것을. 한번 해 보자. 시작이라는 것, 나만 어렵고 나만 힘겨운 게 아니니까.

그래서 나는 '시작'했다. 비록 체력은 좋지 않았지만, 오랜 시간 공부를 하면서 기른 끈기와 성실함이 버티게 해줬다. 늘어난 살과 운동부족으로 인해 내 체력은 매우 약했다. 게다가 몸은 예전 같지 않았다. 술 마시고 다음 날엔 너무 힘들고 괴로웠다. 이러면 안 되겠다 싶어 일대일 맞춤 지도를 결심했다.

첫날 열심히 운동을 하고 집에 도착하니 어깨, 종아리부터 허벅지까지 온몸이 그렇게 쑤실 수가 없었다. 하루 지나고 나면 괜찮아지겠지 생각하며 자리에 누웠다. 그런데 다음 날 일어나니 온몸이 무섭게 아파왔다. 코치님이 오랜만에 하는 운동이라 하루 이틀 아플 거라는 말은 들었지만 너무 고통스러웠다. 그러나 나는 매주 시간이 지나면서 점점 강도 높은 운동을 소화했고 점차 나아지고 있는 내 모습을 보았다. 5회차, 10회차가 넘어가면서 운동 습관이 점점 자리 잡아가고 있었다.

코치님은 잘못된 운동 자세와 습관들을 차츰 올바르게 자리 잡게 해주었다. 운동을 하다 생긴 통증들에 대해 코치님께 말했다. 그러자 코치님은 단번에 알아채고는 좋은 자세와 잘못된 자세를 직접 시범을 보여주고 부족한 이해를 돕기 위해 때로는 책에 적힌 내용들을 보여주었다. 운동만큼 중요한 것이 식습관인데 우리가 어떤 음식을 먹었을 때 몸이 어떻게 반응하는지 또 영양이 불균형하면 어떻게 되는지, 몸을 만들 때 영양이 왜 중요한지에 대해 세심한 가르침을 주어 다이어트를 하는 데 있어 정말 큰 도움이 되었다.

아주 작은 변화였지만 매일 숙제를 하면서 몸 상태는 점점 편안해졌다. 아침에 일어났을 때 몸에 생기가 느껴졌다. 매일 달리기, 팔 굽혀 펴기, 복근 운동을 했다. 그러자 어느 순간부터 달릴 때 점점 숨이 트이고, 팔 굽혀 펴기 개수도 눈에 띄게 늘기 시작했다. 지난날 무기력했던 내가 변화해 '나도 할 수 있다'는 자신감을 얻게 돼 기뻤다. 고통과 통증으로 인해 포기할 뻔했던 수많은 위기의 갈림길 속에서도 꿋꿋이 걸어온 나 자신이 자랑스럽고, 정신적으로나 육체적으로 극한에 몰렸었지만 가르침을 받아 한계에 부딪혀도 그것을 깨부술 수 있어 정말 짜릿했다.

Before & After

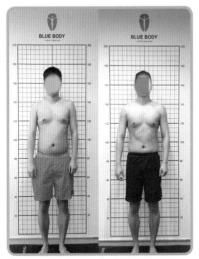

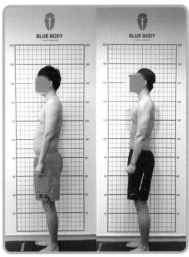

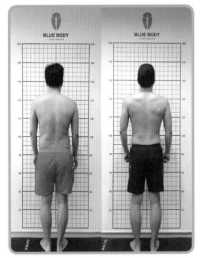

지금의 내 몸으로 바뀐 것은
작은 습관 하나 때문이었다.
그 작은 습관은 마치
나비효과와도 같았다.
아주 작은 변화였지만,
그 사소한 변화가 몸에
생기를 불어넣어주었다.

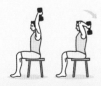

운동을 통해 얻은 교훈 중 가장 큰 것은 '무한한 자신감'이 아닐까 싶다. 무엇이라도 해낼 수 있을 듯한 자신감. 언제까지 이 자신감이 이어질지는 모르지만, 이 자신감으로 당분간은 사기가 충천해 지낼 수 있을 듯싶다.

'나비효과(butterfly effect)'라는 말이 있다. 이 말은 MIT대학의 기상학과 교수 에드워드 로렌츠의 〈예측 가능성: 브라질의 나비 한 마리의 날갯짓이 텍사스에 토네이도를 만들어낼 수 있을까?〉라는 논문에서 시작됐다. 어떤 일이 시작될 때 아주 작은 차이가 매우 큰 차이를 만들 수 있다는 이론이다. 논문 발표 이후로 사람들은 작은 변화가 엄청난 효과를 나타내는 현상을 나비효과라고 부른다.

누군가 당신에게 "당신의 삶을 어떻게 바꾸고 싶은가요?"라고 묻는다면 뭐라고 답할 것인가? 이 질문에 단번에 바꾸고 싶은 것이 생각나는 사람도 있을 것이고, 그렇지 않은 사람도 있을 것이다. 그런데 잘 살펴보면 삶에서 변화를 꿈꿀 때 범하는 오류 중 하나는 짧은 시간 내에 급격한 변화를 꿈꾸는 것이다. 생각해 보면 지금의 나는 작은 습관 하나 때문이었다. 그 작은 습관은 마치 나비효과와도 같았다. 아주 작은 변화였지만, 그 사소한 변화가 몸에 생기를 불어넣어 주었다.

만일 지금 이 순간 몸의 변화를 꿈꾸는 사람이 있다면 나는 이렇게 말해주고 싶다. "아주 작은 시도부터 시작해 보세요."

그 작은 시도가 우리 인생에 어떤 변화를 줄지는 알 수 없다. 지금 내 주변에서 새롭게 시작할 작은 습관은 무엇일지 찾아보기를 권한다.

예담코치 Comment

회원분들 중 의사와 간호사 분들이 꽤 있었는데 그분들 대다수가 타인의 건강을 돌보기 위해 일하지만, 정작 스스로의 건강은 제대로 돌보지 못하는 경우가 많았다. 아무래도 근무 환경과 스트레스가 주된 원인일 것이다. 그러나 업무로 받은 스트레스를 먹는 것으로 푸는 것은 잘못된 방법이다. 다른 방향으로 스트레스를 해소하는 법이 필요하다.

몸을 관리하는 데 그리 많은 시간이 필요한 것이 아니다. 처음 두세 달 집중적으로 변화를 위해 노력한다면 하루 한 시간 이상 소요될 수 있다. 그러나 3개월 정도가 지난 뒤에는 하루 20~30분이면 충분하다.

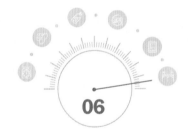

06

노력이 없다면 살이 안 찌는
체질은 없다

평생 살이 안 찔 것 같았던 30대의 이야기다　　　　　김용석

나는 평생 살이 찌지 않는 체질인 줄 알고 살았다. 평소에 다른 사람
들과 먹는 양을 비교해 보면 먹는 양에 비해 살이 찌지 않았고, 살이
조금 붙으면 조금만 움직이면 쉽게 살을 뺄 수 있었다. 그런 체질인
줄 착각하며 살다가 어느덧 30대 중반이 되었고 몸은 예전과 다른 몸
이 되어 있었다. 지금은 다른 사람들처럼 저녁에 술 한 잔을 하면 며
칠 뒤 배가 빵빵해져 있고, 먹으면 먹는 대로 쉽게 체중이 불어난다.
게다가 움직인다고 조금 활동을 해도 살은 쉽게 빠지지 않았다.

　　그동안 대외적으로 활동할 일이 적고 제한된 공간에서 일을 하다
보니, 내 몸을 가꾸는 데 신경 쓸 필요가 없었다. 그러나 시간이 흘러

변해버린 내 몸을 보니 내 자신이 너무 초라해 보였고, 자신감은 바닥으로 떨어졌다. 점점 게을러지고 의욕은 사라지고 무기력한 내 모습에 더 이상 이대로 살 수 없다는 생각이 들었다. 고민하다 뭐라도 해봐야 할 것 같은 마음에 운동이 떠올랐으나 또 헬스장만 등록하고 자주 안 가게 되는 내 모습이 불 보듯 뻔하게 보여 제대로 운동을 지도받고 습관을 바꾸려고 코치님을 만나게 되었다.

사실 처음에는 대수롭지 않게 생각하고 만났는데 상담을 하면서 내 자신을 바라보게 되고 내가 왜 이런 결정을 내렸는지 심사숙고하게 되었다. 평소 운동을 즐겨하지 않는 나는 헬스장에서 타인의 시선을 받으며 운동할 자신이 없었다. 그래서 혼자서 언제 어디서든 운동을 할 수 있는 방법을 알고 습관으로 몸에 배기를 원했다. 내 정신과 몸이 가야 할 방향을 찾고 운동의 목적을 되새겼다. '외적인 변화로 자신감을 되찾고, 일상 속에서 더 부지런하고 에너지 넘치는 사람이 되자'라고 목적을 세웠다. 지금은 이미 이 문장대로 살고 있다. 내가 왜 운동을 해야 하는지 알고 몸을 변화시키기 위해 필요한 전문지식들을 이해하니 실행에 믿음이 생기고 변화에는 가속도가 붙었다.

평생 운동 한 번 제대로 해 본 적이 없는 나는 처음에는 정말 죽을 것 같았다. 남자라면 팔 굽혀 펴기를 당연히 할 수 있는 줄 알았다. 그러나 10개를 하는 것도 너무 버거웠다. 운동이 너무 힘든 것도 고통스러웠지만 이렇게나 망가진 내 자신에 대해 자괴감이 들었다. 늦은 밤 방에서 이를 악물고 씩씩거리며 코치님이 준 운동숙제를 했다. 한 달

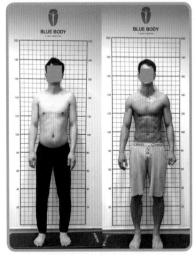
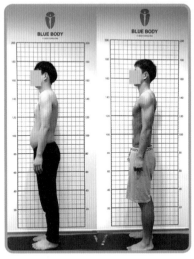

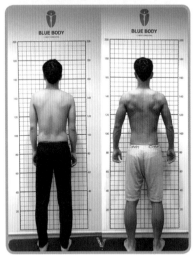

평생 운동 한 번 제대로
해 본 적이 없는 나는 처음에는
정말 죽을 것 같았다.
이제는 일정량의 운동을
하지 않으면 몸이 너무
찌뿌둥해서 스스로 운동하는
사람으로 바뀌었다.

쯤 지나니 근육통은 더 이상 느껴지지 않았고, 해야 할 운동량이 점점 쉬워졌다.

매일 거울을 볼 때는 몰랐는데 똑같은 곳에서 똑같은 포즈로 찍은 사진을 보니 엄청나게 변한 내 모습이 보였다. 실제로 변화를 눈으로 확인하니 즐거움은 배가 되었다. 첫 번째 달과는 다르게 두 번째 달은 힘든 운동이 나를 변화시켜줄 것이란 것을 알기 때문에 고통을 즐거움으로 승화해 운동을 지속할 수 있었다.

처음에는 코치님이 팔 굽혀 펴기를 매일 하도록 숙제를 주었지만, 이제는 퇴근하고 집에 들어가 샤워하기 전에 팔 굽혀 펴기를 하지 않으면 내 스스로 찝찝하고 불편하다. 그래서 그냥 잠자리에 누웠다가도 다시 일어나 팔 굽혀 펴기를 하고 잔다. 이제는 일정량의 운동을 하지 않으면 몸이 너무 찌뿌둥해서 스스로 운동하는 사람으로 바뀌었다. 내 자신이 놀라고 있다.

예담코치 Comment

회원님은 퇴근 후 반주를 정말 좋아하셨다. 고된 일을 마치고 집으로 돌아가 맛있는 안주와 함께 들이키는 술 한 잔은 모든 고통을 잊게 해준다. 그에 반해 5분간의 팔 굽혀 펴기와 스쿼트는 피곤한 몸에 고통을 더한다. 대부분의 사람은 운동보다는 술 한 잔을 선택한다. 그러나 두 행동의 결과는 단 일주일만 지켜봐도 크게 달라진다.

술을 좋아하는 회원님께 늘 이렇게 말했다. "애주가는 술과 거리를 두되 이별하지는 마세요."

회원님은 지금도 퇴근 후 술 한 잔 마시는 것을 좋아한다. 나는 회원님에게 술이 운동하는 사람에게 어떤 영향을 주는지 상세하게 설명하고, 술과 거리는 두되 이별하지 말고 조절하라고 권장했다. 술 한 잔으로 행복과 즐거움을 채우면 다음 날은 반성하는 마음으로 좀 더 열심히 운동을 하면 된다. 술을 마시는 이유를 가만히 살펴보면 자기 자신의 마음속 무언가 결핍을 채우려고 술을 마시는 경우가 많다. 그래서 술 한 잔이 생각나는 순간 나를 위한 투자로 짧은 운동을 하면 공허한 결핍을 조금이나마 채울 수 있다.

열정과 불타는 의지만으로는 한계가 찾아온다. 뜨거운 것은 언젠가 식기 마련이다. 순간 타오르는 힘보다는 변함없는 지속가능한 힘이 성공의 엔진이다. 그래서 습관이 필요하다. 지속가능한 강도와 시간으로 힘든 날이든 에너지가 넘치는 날이든 늘 똑같은 운동을 해 보자. 매일 하는 스쿼트 30개가 10일 중 몰아서 한 번 하는 스쿼트 300개보다 더 도움이 된다. 회원님은 매일 팔 굽혀 펴기 100개를 한 결과 지금의 몸과 체력은 20대를 능가한다고 말한다. 이제는 아침 6시에 5km를 걷고 조깅을 한다. 이 습관들은 지난 수많은 평범한 날들의 에너지가 모여서 생긴 것이다.

살을 빼고 싶은 의욕이 넘쳐 운동을 과하게 하고 싶은 욕심이 생겨도 습관을 만들기 위해 적당한 운동량을 오래도록 지속해야 한다. 그것이 평생 다이어트를 하기 위한 밑바탕이 된다.

참고문헌

- 전상학 등저, 《생명과학 길라잡이 제 7판》, 라이프사이언스, 2016년
- 서광희 등저, 《알기쉬운 영양학》, 효일, 2013년
- 이연숙 등저, 《이해하기 쉬운 인체 생리학》, 파워북, 2018년
- 수피, 《헬스의 정석 이론편》, 한문화, 2018년
- 수피, 《헬스의 정석 실천편》, 한문화, 2018년
- 수피, 《다이어트의 정석》, 한문화, 2018년
- 정선근, 《백년목》, 사이언스북스, 2017년
- 남세희 · 최영민, 《강한 것이 아름답다》, 중앙북스, 2014년
- 남세희 · 박성규, 《바른 몸이 아름답다》, 중앙북스, 2015년
- 최영민 · 오승호, 《인류 통증 연대기》, 날다, 2018년
- 이상곤, 《왕의 한의학》, 사이언스북스, 2014년
- 이상곤, 《낮은 한의학》, 사이언스북스, 2011년
- 성정원, 《통증의 원리와 통찰: 통증과 대화하는 의사》, 군자출판사, 2016년
- 구현종, 《혈액순환 전문 한의사가 쓴 내 몸 살리는 혈관 소통》, 경향신문사출판국, 2018년
- 박명윤 · 이건순 · 박선주, 《파워푸드 슈퍼푸드》, 푸른행복, 2010년
- 김승호, 《알면서도 알지 못하는 것들》, 스노우폭스북스, 2017년
- 청구경희한의원 체형교정클리닉, 《통증이 싹 사라지는 바른자세 운동》, 로그인, 2011년
- 맛스타드림, 《남자는 힘이다》, 씨네21북스, 2011년
- 우중차오, 이은정 옮김, 《병의 90%는 간 때문이다》, 다온북스, 2017년
- Melvin H. Williams, 이명천 등외 옮김, 《운동영양학 8판》, 라이프사이언스, 2008년
- 마이클 로이젠 · 메멧 오즈, 박용우 옮김, 《내 몸 다이어트 설명서》, 김영사, 2008년
- 이케타니 토시로, 권승원 옮김, 《혈관을 단련시키면 건강해진다》, 청홍, 2019년
- phil page · clare C. Frnak · Robert Lardner, 유승현 외 옮김, 《얀다의 근육 불균형의 평가와 치료》, 영문출판사, 2012년
- 아보 도오루, 이정환 옮김 , 《면역혁명》, 부광출판사, 2018년
- 야마다 도모오, 조해선 옮김, 《스탠퍼드식 최고의 피로회복법》, 비타북스, 2019년
- 니시노 세이지, 조해선 옮김, 《스탠퍼드식 최고의 수면법》, 북라이프, 2017년
- 토마스 W 마이어스, CYRIAX 정형의학연구회 옮김, 《근막경선해부학 자세 분석 및 치료 3판》, 엘세비어코리아, 2014년
- 로빈 샤르마, 김미정 옮김, 《변화의 시작 5AM 클럽》, 한국경제신문사, 2019년
- 디팩 초프라, 김병채 옮김, 《성공을 부르는 일곱 가지 영적법칙》, 슈리크리슈나다스아쉬람, 2013년
- 신도 요시하루, 고선윤 옮김, 《우리가 몰랐던 냉기제거의 놀라운 비밀》, 중앙생활사, 2018년

새로운 습관을 만드는 66일 운동과 식단 일지 적기

일자	운동 일지	식단 일지
1		
2		
3		
4		
5		
6		
7		
8		
9		
10		
11		
12		
13		
14		
15		
16		
17		
18		
19		
20		
21		
22		

새로운 습관을 만드는 66일 운동과 식단 일지 적기

일자	운동 일지	식단 일지
23		
24		
25		
26		
27		
28		
29		
30		
31		
32		
33		
34		
35		
36		
37		
38		
39		
40		
41		
42		
43		
44		

새로운 습관을 만드는 66일 운동과 식단 일지 적기

일자	운동 일지	식단 일지
45		
46		
47		
48		
49		
50		
51		
52		
53		
54		
55		
56		
57		
58		
59		
60		
61		
62		
63		
64		
65		
66		

혼자서 평생 할 수 있는 다이어트
집콕 다이어트

초판 1쇄 발행 2020년 07월 30일

지은이 신예담
펴낸곳 보아스
펴낸이 이지연
등 록 2014년 11월 24일(No. 제2014-000064호.)
주 소 서울시 양천구 목동중앙북로8라길 26, 301호.(목동) (우편번호 07950)
전 화 02)2647-3262
팩 스 02)6398-3262
이메일 boasbook@naver.com
블로그 http://blog.naver.com/shumaker21

ISBN 979-11-89347-06-2 (13510)

이 도서의 국립중앙도서관 출판시도서목록(CIP)은 서지정보유통지원시스템
홈페이지(http://seoji.nl.go.kr)와 국가자료공동목록시스템(http://www.nl.go.kr/kolisnet)에서
이용하실 수 있습니다. (CIP제어번호: CIP2020028274)